典律新韵

——严晓华学术经验集

金一顺 主编

严晓华 主审

U0324589

海峡出版发行集团 | 福建科学技术出版社
THE STRAITS PUBLISHING & DISTRIBUTING GROUP | FUJIAN SCIENCE & TECHNOLOGY PUBLISHING HOUSE

图书在版编目（CIP）数据

典律新韵 : 严晓华学术经验集 / 金一顺主编.
福州 : 福建科学技术出版社, 2024. 12. -- ISBN 978-7-
5335-7401-7

Ⅰ. R277.5

中国国家版本馆CIP数据核字第2024LV8557号

出 版 人　郭　武
责任编辑　林　栩
装帧设计　余景雯
责任校对　林峰光

典律新韵——严晓华学术经验集

主　　编　金一顺
出版发行　福建科学技术出版社
社　　址　福州市东水路76号（邮编350001）
网　　址　www.fjstp.com
经　　销　福建新华发行（集团）有限责任公司
印　　刷　福州印团网印刷有限公司
开　　本　700毫米×1000毫米　1/16
印　　张　16.5
字　　数　236千字
插　　页　12
版　　次　2024年12月第1版
印　　次　2024年12月第1次印刷
书　　号　ISBN 978-7-5335-7401-7
定　　价　80.00元

书中如有印装质量问题，可直接向本社调换。

版权所有，翻印必究。

国家"中西医协同'旗舰'医院建设试点项目" 系列丛书

编委名单

顾　　问

吕绍光　张雪梅　严晓华　伊春锦

总　主　编

林忠华　李　红

执行主编

骆杰伟　马　坤　金一顺　姜　财

副　主　编

黄昉萌　陈　丽　陈　莹　耿振波

编　　委（按姓氏笔画排序）

王　凌　叶　颖　李　洲　杨　丹　邱志洁　张安玲　陈　翔

陈玉露　陈梅燕　陈雪英　陈瑜芳　郑姜钦　洪　燕　高传琴

郭思薇　黄晓捷　戴超俊　魏　佳

| 《典律新韵》——严晓华学术经验集 |

编委名单

主　审
严晓华

主　编
金一顺

副主编
黄昉萌　耿振波

编　委（按姓氏笔画排序）
王　凌　王志旺　叶　颖　刘阳萍　李　红　李　洲　陈　丽
陈　莹　陈　翔　范有龙　卓旭尘　金一顺　赵汗青　骆杰伟
耿振波　黄昉萌　戴超俊　魏　佳

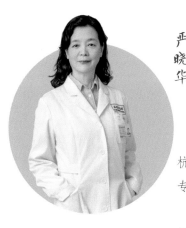

医家简介
严晓华

　　严晓华，1962年11月出生于福建福州，籍贯浙江杭州，1984年毕业于福建中医学院中医医疗系中医医疗专业。

　　福建省立医院二级主任医师，福建医科大学兼职教授，福建中医药大学硕士研究生导师。福建省名中医，福建省优秀中医临床人才。"十二五"全国重点学科中医全科医学学科带头人，福建省中医肾脏病学科重点科研课题负责人之一。第六批全国老中医药专家学术经验继承工作指导老师，全国名老中医药专家传承工作室建设指导老师，福建省名中医工作室指导老师。担任中华中医药学会肾病分会委员，福建省中西医结合学会肾脏病分会副主任委员，福建省中医药学会肾病分会副主任委员，组建福建省中医药学会中医全科医学分会并担任首届主任委员。曾任福建省立医院中医科科主任，福建医科大学省立临床医学院中医教研室主任，福建省中西医结合学会常务理事，福建省中医药学会常务理事等。

　　从事临床40余年，致力于肾脏病中西医结合的临床诊疗研究，重在探索中医宏观辨证论治与现代医学检验、影像、病理等微观指标相关性的临床研究。同时擅长中医辨证治疗各种内科杂病，探索各种慢性病的中医体质调理，以及妇科月经病的治疗。

　　发表学术论文60余篇，完成福建省卫生厅（今福建省卫生健康委员会）中医重点研究课题4项，与各团队合作获福建省科技进步奖4项，培养中西医结合专业硕士研究生16名。"中西医结合治疗慢性肾小球肾炎系列课题研究"（第一作者）获福建省科技进步奖三等奖。

前　言

　　在医学的广阔天地中，中医药以其博大精深的理论体系和丰富的临床经验成为中华民族的瑰宝。作为中医药学的继承者和传播者，严晓华教授用她的智慧和毕生精力为中医药的发展和创新贡献了自己的力量。《典律新韵——严晓华学术经验集》的出版是对她医学实践经验和学术特点的梳理与总结。

　　本书是全国名老中医药专家严晓华传承工作室、福建省名中医严晓华工作室团队成员在严教授的带领下，于繁忙的临床工作之余认真编撰而成的。这本书呈现了严教授在内科常见病，尤其慢性肾脏病方面的丰富临床经验，以及她对中医传承与创新的深刻思考。书名中的"典律新韵"寓意深远，其中"典律"说的是中医的经典理论和传统治疗方法，而"新韵"则意指严教授将这些传统智慧与现代医学知识进行结合，体现了创新性。这本书分为临证经验、医案选编、师承心得、临床研究、教学实录五大部分，不仅是对严教授丰富医学实践的记录，也是传统医学与现代医学相融合的生动展现。我们希望，读者不仅能够通过本书学习到具体的中医治疗技术和方法，更希望本书能够激励更多的中医学子继承和发扬中医药事业，更好地探索中医药的发展之路。

　　作为严晓华教授的学术继承人，我们在整理和编撰这本书的过程中，深感责任重大。书中每一个医案的记录、每一篇文章的撰写，都是我们对严教授中医临证思维的理解和诠释，但也难免挂一漏万，因此，诚恳地希望广大读者在阅读本书时，能够给予批评和指正。

全国名老中医药专家严晓华传承工作室

福建省名中医严晓华工作室

2024 年 3 月 30 日

1 | # 第一章
临证经验

第一节　阴阳平衡观 2

第二节　运用"五行制化理论"论治肾脏病 8

第三节　中西医结合论治慢性肾脏病理论与实践 11

第四节　从体质论治肾脏病 19

第五节　中药保留灌肠治疗慢性肾脏病 27

第六节　整合治疗 IgA 肾病 29

第七节　培土温阳治疗肾脏病水肿 32

第八节　原发性膜性肾病诊疗经验 34

第九节　糖皮质激素应用经验 38

第十节　新型冠状病毒感染恢复期中医诊疗思路 41

47 | # 第二章
医案选编

第一节　肾衰 48

第二节　慢肾风 58

第三节　水肿 68

目
录

1

第四节　虚劳 73

第五节　痹证 77

第六节　尿浊 79

第七节　不寐 81

第八节　口疮 83

第九节　痤疮 86

第十节　胎漏 88

第十一节　乳癖 90

第十二节　阳强 92

第十三节　咳嗽 94

97 | 第三章
传承心得

第一节　中医传承的心之力 98

第二节　中医情志疗法 101

第三节　论滋阴与扶阳 103

第四节　滋阴补肾思想探析 108

第五节　中医心肾关系解读 111

第六节　"乙癸同源"漫谈 115

第七节　阴阳思想与肾病临床医学指标 118

第八节　慢性肾脏病中西医多维诊疗体系 120

第九节　肾脏病微观辨证 123

第十节　五子衍宗丸治疗慢性肾脏病经验 126

第十一节　中药含钾量对慢性肾衰竭高钾血症患者的影响

.... 128

第十二节　加味鲫鱼汤辅助治疗慢性肾炎水肿 131

第十三节　"治风先治血，血行风自灭"初探 134

第十四节　贫血的中医诊疗 ……………………………………137

第十五节　何首乌应用经验浅谈 ………………………………140

第十六节　中药肾毒性浅谈 ……………………………………142

147 | 第四章
临床研究

第一节　解毒通瘀复肾汤对系膜增生性肾小球肾炎小管性
　　　　蛋白影响的临床研究 ……………………………148

第二节　气虚、阳虚、阴虚体质血透患者营养状况调查及
　　　　相关性研究 ………………………………………150

第三节　慢性肾炎患者糖皮质激素副作用发生差异与其中
　　　　医体质的相关性研究 ……………………………152

第四节　中西医结合治疗原发性局灶节段性肾小球硬化的
　　　　疗效观察 …………………………………………154

第五节　糖尿病肾病患者中医体质及临床指标相关性研究
　　　　…………………………………………………155

第六节　慢性肾炎肾脏纤维化与血瘀证、尿结缔组织生长
　　　　因子浓度之间的相关性研究 ……………………157

第七节　慢性肾脏病 1~2 期患者中医体质与肾脏病理特点
　　　　相关性研究 ………………………………………159

第八节　原发性肾病综合征中医体质特征及体质与糖皮质
　　　　激素敏感性的相关性研究 ………………………161

第九节　持续不卧床腹膜透析患者甲状腺功能异常与心脏
　　　　结构及阳虚、气虚体质的关系 …………………163

第十节　IgA 肾病的中医体质及其与肾损伤分子 -1 的相关
　　　　性研究 ……………………………………………165

第十一节　血府逐瘀汤对 2 型糖尿病肾病Ⅲ期患者 C- 反应

蛋白及尿结缔组织生长因子水平影响的临床研究
....167

第十二节　原发性膜性肾病中医辨证施治联合西药治疗的
临床研究 169

第十三节　中药综合治疗对慢性肾脏病 3~4 期患者肾功能
及抑郁评分的影响 171

第十四节　慢性肾脏病患者中医体质特征及其体质与尿结
缔组织生长因子水平的相关性研究.............173

第十五节　气阴两虚证为主的系膜增生性肾小球肾炎与免
疫病理关系的研究 175

第十六节　慢性原发性肾小球肾炎和狼疮性肾炎中医体质
分型研究 177

179 | 第五章
教学实录

第一节　从《傅青主女科》"种子篇"谈中医临床诊疗
思路 180
第二节　三个肾病病例探讨 190
第三节　关于乙型肝炎相关性肾小球肾炎的探讨............209
第四节　读《本草纲目》有感（一）....................225
第五节　读《本草纲目》有感（二）....................233

245 | 附　录

附录1　严晓华简传 246
附录2　严晓华随笔 248
附录3　严晓华教授团队发表论文摘录 253

第一章　临证经验

第一节 阴阳平衡观

　　阴阳学说是在气一元论的基础上建立起来的中国古代的朴素的对立统一理论，属于中国古代唯物论和辩证法范畴，体现出中华民族辩证思维的特殊精神。中医学把阴阳学说应用于医学，形成了中医学的阴阳学说，促进了中医学理论体系的形成和发展。中医学的阴阳学说是中医学理论体系的基础之一和重要组成部分，《灵枢·病传》（《黄帝内经·灵枢》以下简称《灵枢》）云"明于阴阳，如惑之解，如醉之醒"；《景岳全书·传忠录》云"设能明彻阴阳，则医理虽玄，思过半矣"。

　　阴阳是自然界的根本规律，能标示事物内在本质属性和形态特征的范畴，即标示两种对立特定的属性。中医阴阳学说基本内容包括阴阳一体观、阴阳对立制约、阴阳互根互用、阴阳交感互藏、阴阳消长转化、阴阳自和平衡。中医学用阴阳学说阐明生命的起源和本质，人体的生理功能、病理变化，疾病的诊断和防治的根本规律，阴阳学说贯穿于中医的理、法、方、药，长期以来，一直有效地指导着实践。

一、指导疾病诊断

　　中医诊断疾病的过程，包括诊察疾病和辨证两个方面。《素问·阴阳应象大论篇》（《黄帝内经·素问》以下简称《素问》）云"察色按脉，先别阴阳"。阴阳学说用于诊断学中，旨在分析通过四诊而收集来的临床资料和辨证。

（一）阴阳是分析四诊资料的总纲

　　如色泽鲜明者属阳，晦暗者属阴；语声高亢洪亮者属阳，低微无力者属阴；呼吸有力、声高气粗者属阳，呼吸微弱、声低气怯者属阴；口渴喜冷者属阳，口渴喜热者属阴；脉之浮、数、洪、滑等属阳，沉、迟、细、涩等属阴。

（二）阴阳是辨证的总纲

如八纲辨证中，表证、热证、实证属阳；里证、寒证、虚证属阴。辨证中，只有分清阴阳，才能抓住疾病的本质，做到执简驭繁。所以辨别阴证、阳证是诊断的基本原则，在临床上有重要的意义。在脏腑辨证中，脏腑气血阴阳失调可表现出许多复杂的证候，但不外阴阳两大类。

由于阴阳的太过与不及、偏盛偏衰、失去平衡是疾病过程中病理变化的基本规律，所以疾病的病理变化虽然错综复杂，千变万化，但其基本性质可以概括为阴和阳两大类，都是阴阳不平衡所致。

二、指导疾病防治

（一）指导养生防病

中医学非常重视疾病的预防，不仅用阴阳学说来阐发摄生学说的理论，而且摄生的具体方法也是以阴阳学说为依据。阴阳学说认为，人体的阴阳变化与自然界四时阴阳变化协调一致，就可以延年益寿，因而主张顺应自然，春夏养阳，秋冬养阴，精神内守，饮食有节，起居有常，做到"法于阴阳，和于术数"（《素问·上古天真论篇》），借以保持机体内部以及机体内外界环境之间的阴阳平衡，达到增进健康、预防疾病的目的。

（二）指导疾病治疗

由于疾病发生发展的根本原因是阴阳失调，所以调整阴阳，补偏救弊，促使阴平阳秘、恢复阴阳相对平衡，是治疗疾病的基本原则。

阴阳学说用以指导疾病的治疗，一是确定治疗原则，二是归纳药物的性味。

（三）确定治疗原则

（1）阴阳偏盛的治疗原则。损其有余，实者泻之。阴阳偏盛，即阴或阳的过盛有余，为有余之证。由于阳盛则阴病，阳盛则热，阳热盛易于损伤阴液，阴盛则阳病，阴盛则寒，阴寒盛易于损伤阳气，故在调整阴阳的偏盛时，应注意有无相应的阴或阳偏衰的情况存在。若阴或阳偏盛而其相对的一方并没有构成虚损时，即可采用"损其有余"的原则。若其相对一方有偏衰时，则当兼顾其不足，配合以扶阳或益阴之法。阳盛则热属实热证，宜用寒凉药以制其阳，治热以寒，即"热者寒之"。阴盛则寒属寒实证，宜用温热药以制其阴，治寒以热，即"寒者热之"。因二者均为实证，所以称这种治疗原则为"损其有余"，即"实者泻之"。

（2）阴阳偏衰的治疗原则。补其不足，虚者补之。阴阳偏衰，即阴或阳的虚损不足，或为阴虚，或为阳虚。阴虚不能制阳而致阳亢者，属虚热证，治当滋阴以抑阳。一般不能用寒凉药直折，须用"壮水之主，以制阳光"（《素问·至真要大论篇》）的方法，补阴即所以制阳。"壮水之主，以制阳光"又称壮水制火、滋水制火、滋阴抑火，是治求其属的治法，即用滋阴降火之法，以抑制阳亢火盛。如肾阴不足，则虚火上炎，此非火之有余，乃水之不足，故当滋养肾水。（《素问·阴阳应象大论篇》）称这种治疗原则为"阳病治阴"。若阳虚不能制阴而造成阴盛者，属虚寒证，治当扶阳制阴。一般不宜用辛温发散药以散阴寒，须用"益火之源，以消阴翳"（《素问·至真要大论篇》）的方法，又称益火消阴或扶阳退阴，亦是治求其属的治法，即用扶阳益火之法，以消退阴盛。如肾主命门，为先天真火所藏，肾阳虚衰则现阳微阴盛的寒证，此非寒之有余，乃真阳不足，故治当温补肾阳，消除阴寒，《素问·阴阳应象大论篇》称这种治疗原则为"阴病治阳"。

（3）补阳配阴，补阴配阳。至于阳损及阴、阴损及阳、阴阳俱损的治疗原则，根据阴阳互根的原理，阳损及阴则治阳要顾阴，即在充分补阳的基础上补阴（补阳配阴）；阴损及阳则应治阴要顾阳，即在充分补阴的基础上补阳（补阴配阳）；阴阳俱损则应阴阳俱补，以纠正这种低水平的平衡。阴阳偏衰为虚证，所以称这种治疗原则为"补其不足"或"虚则补之"。

（四）指导疾病预后

望闻问切，神圣工巧。四诊合参，察神色形态，听言语缓急，闻宗气盛衰，问所急所苦，按三部九候，析太过不及，辨疾病进退，以平为期！

三、辨证用药思路

阴阳学说在中医学的应用不仅用来阐述人与自然的关系，也用来分类中药的药性，说明人体的生理活动、脏腑功能及病理变化，并进一步用这种理论指导养生保健与疾病的诊疗。故严教授常言，"阴阳者，医师之纲纪也，用药之绳准也"，强调为临床医师看病必首明阴阳，不但要熟练掌握阴阳学说的原理、阴阳学说的特性，更应明了阴阳学说应该如何灵活应用，阴阳学说在临床具体用药中的指导意义。

（一）中药的阴阳属性分类

《素问·阴阳应象大论篇》曰，"阳为气，阴为味"，"气味辛甘发散为阳，酸苦涌泄为阴"。《素问·至真要大论篇》除重复上条原文外，补充曰："咸味涌泄为阴，淡味渗泄为阳。"这些经文说明药物有明确的阴阳属性，是以阴阳为指导的临床中药使用的理论依据。《素问·阴阳离合论篇》中说"阴阳者，数之可十，推之可百，数之可千，推之可万，万之大，不可胜数，然其要一也"。而寒与热就是代表阴阳的那个"其要一也"。在中医辨证论治的系统中，能和中医理论配合应用的药性，说到底是"寒热"，寒热为药性阴阳的最基本的内容。

（二）用药阴阳平衡

《素问·生气通天论篇》曰："夫自古通天者，生之本，本于阴阳。"阴与阳应平和，不可偏盛，偏盛则病；医者应调和之，使之平和。《素问·生气通天论篇》又说："凡阴阳之要，阳密乃固，两者不和，若春无秋，若冬无夏,因而和之,是为圣度。"中医药治疗要达到的最终目的是"调节阴阳,以平为期",皆为达到平衡之目的。严教授认为临床中医治疗疾病的特点在于辨证论治,通过辨证审因,选择适当药物,调整机体免疫功能的平衡,对疾病进行治疗,最终的目的都是达到机体的阴阳平衡,具体用药方法上表现为以下几个方面:寒热并用、攻补兼施、润燥互用、阴阳互生。

(1)寒热并用。寒热并用是指严教授在临床辨证用药时常常把寒凉药与温热药放在一个处方里搭配使用,从而起到阴阳互相制衡,相反相成的作用,进而发挥中药治疗作用的方法。寒热并用是严教授临床诊疗慢性肾脏病及内科杂病的常用方法,主要用于治疗疾病状态下的寒热错杂证,消除人体寒热错杂之邪。如临床中常用的方剂《伤寒论》半夏泻心汤,就是寒热并用的代表方药,针对热证的问题,用黄芩、黄连苦寒以泄痞清热;针对疾病寒性的方面,用干姜、半夏辛热以温中散寒,整个方药主治中焦寒热互结所致心下痞、呕吐、肠鸣下利之证。这也是由于脾与胃在生理上相反相成和病理上相互影响的生理特性决定的,脾胃病出现寒热错杂证相对较多见。严教授寒热并用的用药方法也应用于临床平衡寒热药性,避免药性寒热太过。许多中药都有自己的药物偏性从而起到调节作用,如大黄泻下,茵陈清利肝胆、退黄,生姜温中止呕,半夏燥湿化痰等。具有特定偏性功能的同时,这些药物也有明显的寒热偏性,应用一些反佐的药物控制其药物过度的偏性,用其好的一面,而抑制其不好的一面。

(2)攻补兼施。慢性肾衰竭患者辨证常常出现脾肾阳虚,伴有便秘的情况,此时使用的温下剂多属于攻补兼施的情况。患者脾肾阳虚,下焦虚寒,腑气不通,大便因阳气无力推动而秘结。这种情况下治疗时需应用温阳益气之品才能散去,积滞需要泻下才能除去,严教授常选用黄芪、党参、白术、淫羊藿等为主,配以泻下小承气药物如大黄、枳实、厚朴等组成方剂。

(3)润燥互用。严教授在寒热并用时常常考虑药物的润燥互用,如气候炎热,在用药时应给予全方位的考虑。在肾病水肿治疗时常有阳虚水泛的情况出现,需要使用温热药物温阳化气,而温热药性味本身就是辛热而燥，易助生火热而伤及阴津，福州又地处东南湿热之地，在福州地域使用热药，容易出现口干便秘、口舌生疮、咽喉疼痛等热证。因而治疗阳虚证时，严教授常在温热药方中，酌情加一两味性凉生津润燥药如葛根、天花粉、麦冬、北沙参等药，以加以佐治，防化燥伤阴。

（4）阴阳互生。张介宾说："善补阳者，必于阴中求阳，则阳得阴助而生化无穷；善补阴者，必于阳中求阴，则阴得阳升而泉源不竭。"严教授在补阳时常加入滋阴补肾之品，使阴津生长，阳有所附；补阴时也常配入少许补阳之品，使阴得阳助，助其有所化；若阴阳两者皆虚，则采取阴阳并补的方法。如在治疗心悸疾病时常选用的炙甘草汤中，用生地黄、麦冬、阿胶、麻仁一组寒性的滋阴药物以滋阴养血；用炙甘草、桂枝、党参、大枣一组辛甘温的阳性药以温振心阳，通阳化气。在选用滋阴补肾的同时，也选用肉桂、淫羊藿、菟丝子等温补下焦之肾阳，配伍方法巧妙灵活，寒热并用，平调阴阳，促进阳生阴长，阴阳相济，从而使阴阳化生生生不息。

运用"五行制化理论"论治肾脏病

中医学认为许多肾脏病可归属于"腰痛""虚劳""水肿"等范畴。中医学认为，人是一个有机的整体。严教授从整体观念出发，在辨证施治基础上，运用五行"亢则害，承乃制，制则生化"及脏腑之间关系，燮理阴阳，补偏救弊。

一、金水相生，水源通调

肺为水之上源，主一身之表，外合皮毛。为风邪所袭，气失宣畅，不能通调水道，下输膀胱，风遏水阻，风水相搏，流溢肌肤，水肿乃成。《素问·水热穴论篇》曰："勇而劳甚则肾汗出，逢于风，内不得入于脏腑，外不得越于皮肤，客于玄府，行于皮里，传为胕肿，本之于肾，名曰风水。"临床中严教授用散风宣肺、健脾利水，达到肺气宣通、通调肃降有司、水湿下行、水肿消退的目的。

二、水火共济，泻南补北

在五行学说中，严教授认为心肾之间关系密切，肾病治心将会为中医治疗慢性肾脏病提供一个新的思路。具体用药时可选用清心莲子饮加减进行治疗，方中黄芪、人参补气；麦冬生津养阴、润肺清心；黄芩清上焦之热；柴胡疏肝解郁；地骨皮清虚热；莲子交通心肾、清心火；茯苓、车前子清利膀胱；甘草益气、调和诸药。诸药合用共奏益气养阴、清心利湿之效，对心火旺盛者尤为奏效。

三、水土共治，健脾补肾

脾主运化，在精微的摄取与水液代谢过程中起到至关重要的作用。脾虚则导致其精微摄取与输布功能下降，升清不足，精微变为浊邪从体内排出。肾的功能是藏精，是人体的封藏之本，肾虚封藏功能下降，精微不能固摄，致尿中蛋白大量流失。严教授善用五子衍宗丸补肾益精，扶阳固涩，用于肾阴不足，阴损及阳诸证；配合参苓术草益气健脾；加减应用金樱子、芡实，其既为食品又为药品，有收敛补肾之功。诸药合用，健脾益气、补肾填精，达到治疗蛋白尿的目的。

四、乙癸同源，壮水涵木

肾属水，为阴中之阴。《素问·六节脏象论篇》曰："肾者主蛰，封藏之本，精之处也。"《素问·上古天真论篇》曰："肾者主水，受五脏六腑之精而藏之。"《素问·逆调论》曰："肾者水脏，主津液。"《素问·四难论篇》曰："呼出心与肺，吸入肾与肝。"肝属木，为阴中之阳。《素问·五脏生成篇》曰："人卧血归于肝。"王冰注曰："肝藏血，心行之，人动则血运于诸经，人静则血归于肝藏。何者？肝主血海故也。"肝有"血之府库"之称，亦可收摄血液。《血证论》曰："木之性主于疏泄。"《格致余论》曰："主闭藏者肾也，司疏泄者肝也。"肝血后天亦可滋养肾精，精血同源。慢性肾病患者肾病日久，复加操劳过度，致使肾阴亏虚，肝阳上亢。此时可以选用天麻钩藤饮平肝阳之上亢，杞菊地黄丸补肝肾之阴，柴胡疏肝散疏肝之郁结，乙癸同源，肝肾同治。典型病例如下。

郑某，女，乙型肝炎相关性肾小球肾炎，于2016年5月19日就诊。

病情变化：乙型肝炎相关性肾小球肾炎持续治疗中，近期浮肿稍好，纳少，口淡，疲乏，夜寐欠佳，手心发烫。未查生化。月经史：末次月经为2016年5月17日~25日，量正常。舌暗淡，苔薄黄，脉滑。

中医诊断：慢肾风。

中医辨证：肝肾阴虚证。

西医诊断：乙型肝炎相关性肾小球肾炎。

中药予以清热解毒、养阴清热，处方如下。

茵　陈 30g	白茅根 30g	山　楂 30g	麦　芽 30g
谷　芽 30g	大青叶 10g	黄　芪 45g	当　归 10g
白　术 15g	党　参 30g	赤小豆 30g	牛　膝 30g
菟丝子 15g	玉米须 30g	陈　皮 10g	

28 剂。

加服白木耳炖枸杞，与燕窝炖红枣，隔天 1 次。

患者诊断为乙型肝炎相关性肾小球肾炎，治疗上用茵陈、白茅根、大青叶疏肝清热解毒治疗，并针对血胆固醇升高，予以山楂、麦芽消导湿浊。治疗后，患者浮肿较前有所缓解。患者出现手心热症状，考虑存在阴虚，嘱患者食疗银耳、燕窝配合滋阴清热调理。严教授认为燕窝是传统滋补品，具有养阴润燥，治虚损、咳痰喘的作用，特别是阴虚内热导致的干咳少痰尤为适用，可以用于体质虚弱，营养不良患者，对阴虚内热有治疗作用，且无毒副作用。严教授亦考虑到燕窝为名贵滋补品，担心患者经济压力，嘱患者可用价格实惠的银耳作为替代，隔天 1 次。银耳性平味甘淡，有滋补生津、润肺养胃的功效，可以作为燕窝的替代品。因燕窝、银耳每天服用，恐其伤及脾胃，嘱搭配红枣补中益气治疗，阴阳调和，缓其寒凉之性。

五行制化对临床辨证具有指导作用，从整体观念出发，在辨证施治基础上，运用五行"亢则害，承乃制，制则生化"及脏腑之间关系，燮理阴阳，补偏救弊，从而达到治疗肾病的目的。肝血后天亦可滋养肾精，精血同源。慢性肾病患者肾病日久，复加操劳过度，致使肾阴亏虚，肝阳上亢。乙型肝炎相关性肾小球肾炎患者，肾阴虚不能涵养肝木，肝阴虚肝阳亢，所以肾病在疾病过程中可以从肝、心、肺论治，在临床过程中灵活掌握。

第三节　中西医结合论治慢性肾脏病理论与实践

一、肾脏病的多种辨证方法

严教授通过长期的临床实践总结了传统的辨证，发现传统辨证能够解决大部分临床问题，但也有所局限，为了进一步提升辨证论治的精度和广度，在此基础上，结合临床实际情况提出新的辨证思路，针对肾脏病临床实践提出了以下几种辨证方法，几种方法结合使用，往往能够发挥出更好的临床效果。

（一）传统中医辨证

传统辨证是我们从教科书中学的方法，主要从辨病名、辨病性、辨病位、辨病的趋势等方面入手，主要的理论有六经辨证、八纲辨证和脏腑辨证。六经辨证是以《伤寒论》里的辨证方法为指导的辨证体系，对疾病的预后发展、传变规律等都有很好的指导作用。八纲辨证是六经辨证的细化和总结，内容主要有表里、寒热、虚实、阴阳。表里主要分辨疾病部位和病势深浅，寒热辨疾病的性质，虚实辨疾病过程中邪正的盛衰关系，阴阳则总统六纲。

（二）真伪辨证

真伪辨证主要是用来区分疾病中的本质与现象，例如慢性肾小球肾炎的湿热证是标证还是本质。因为很多时候慢性肾小球肾炎的治疗常较多使用糖皮质激素用来抑制肾小球系膜细胞的炎症，其症状有没有可能是药物导致的，如激素引起阴虚、湿热、药毒或者是上呼吸道感染、扁桃体炎等伴发病所引起等。严教授强调这时候针对症状的真伪做出细致的辨别十分重要，因为"湿热不除，蛋白难消"，明确是疾病本身的问题，还是用药导致的问题，不能拘泥于某一方面，片面认识。

（三）体质辨证

体质辨证是严教授诊疗肾脏病的特色之一。她认为对于肾脏病，经常在临床中会出现患者无任何不适，甚至在疾病的缓解期连指标都是正常的，这时候就无证可辨。此时体质就成为辨证和疾病治疗时的重要参考，是一个影响诊疗效果的重要因素。体质是个体生理病理的基础，有着稳定状态，也正是慢性肾脏病的致病之本，也是中医诊疗慢性肾脏病三因制宜之因人施治的理论依据之一。

（四）微观辨证

肾脏病理是现代肾脏病诊疗的基础，严教授认为病理是肾脏病诊疗的前提，是疗效判定的确切依据，也是传统中医手段四诊方法的延伸，在现代医学已经发展到细胞、分子、基因阶段，中医也不能故步自封，要博采众长，也要使用先进的科学手段指导中医的临床工作。严教授对于肾脏的病理和中医辨证相关性问题进行了临床研究，虽然也发现一些规律，但微观辨证还需要不断地去完善，还需要大量的病理研究去证实。在临床中，她提出了肾病微癥瘕理论，把肾间质纤维化和肾小球硬化的病理特点与中医癥瘕的病理特点相互参考，认为这些病理变化都有纤维化、结块、凝聚的特点，都属于微型癥瘕，属于瘀血凝聚的表现，对于有这样病理表现的患者可以参考使用活血化瘀、散结通络的药物针对治疗。而对于一些增生性表现、炎性细胞渗出性的病理表现，她多从清利湿热方面入手治疗。

（五）特色辨证

特色辨证主要是指提出特色的诊疗思路与诊疗方法来辨证治疗肾脏病的辨证方法。例如，严教授在诊疗 IgA 肾病时发现此类患者常常伴有咽部不适，或者先有咽部疾病然后导致肾病的发生，从而提出从咽论治血尿，结合了经络的上下联系，体现了虽然病位在下，但治疗却取上，用清热、解毒、利咽、消炎的方法可以达到治疗 IgA 肾病血尿的效果，常用药物有牛蒡子、爵床、金银花、连翘、薄荷、蝉蜕、黄芩、僵蚕等。还有从肝论治肾病，肝血后天亦可滋养肾精，精血同源。慢性肾病患者肾病日久，复加操劳过度，致使肾阴亏虚，肝阳上亢。患者患有乙型肝炎相关性肾小球肾炎，肾阴虚不能涵养肝木，肝阴虚肝阳亢，可以应用平肝清热之法进行特色诊疗。不仅如此，严教授认为肾病在疾病过程中还可以从心、肺、脾论治，利用五行生克制化理论，在临床过程中灵活掌握，往往可以起到意想不到的效果。

二、辨证与辨病结合治疗经验

传统中医辨证、真伪辨证、体质辨证、微观辨证、特色辨证是严教授治疗肾脏病的具体辨证方法，是具体的技术，但如何全方位运用技术使之在临床中发挥最大的作用就是策略的问题。严教授就此进行过深入的思考，总体确立了辨病、辨证相结合的治疗肾脏病的总体经验。

她认为虽然同是辨证的具体方法，但其辨证有不同的维度，不同的维度整体结合起来构成了辨证论治肾脏病多维诊疗、立体辨证方法的全貌。

（一）辨病为先

针对慢性肾脏病，不同原发病出现的症状各有偏重，其转归及预后也完全不同。西医检查指标和肾活检病理有着相对稳定的特点，而肾活检病理诊断通常是疾病诊断的金标准，同时也为治疗方案的选择和预后的判断提供了重要参考依据。治疗过程中有的疾病中医能改善症状，却很难控制疾病进展。如肉眼血尿，其病因可能是结石、感染、IgA 肾病、血管炎等，不同疾病其发展及预后完全不同。还有一些患者临床无明显症状，如血尿、蛋白尿患者，这时中医单纯以症状确立疾病的特点就略显不足，严教授认为这类患者应尽量明确病理诊断以后，再依据四诊收集的信息辨证论治，中西药结合治疗，以求达到最佳的治疗方案和效果。

（二）病证结合

辨证论治是中医诊治疾病的主要方法，也是中医的主要特点之一。但仅仅从症状上对疾病进行判断，不可避免地存在抽象性、模糊性的问题，这很大程度上限制了中医对疾病的判断精度。西医的长处是结合了实验室、影像学、病理微观检测等现代手段，这对明确疾病的病名诊断十分有意义，但也存在固定刻板、缺乏变化的弊端。虽然我们可以从重复肾活检中寻求到肾脏病变的最终结果，但其中间的治疗和病理变化却缺乏相互对应的关系。在长期的临床观察中严教授发现，有的患者临床症状较轻，但肾脏病理已进入纤维硬化期；有的临床病理较重，经过中西医结合治疗后预后却十分理想。如膜性肾病的病理变化多种多样，很多患者经过单纯中医治疗后病情稳定，可以长期处于缓解状态，而如果此时运用大量激素、免疫抑制剂治疗，对病情的缓解和长期预后的影响有待进一步判断，这时候临床辨证必须病证结合才能做得更全面。但同时，也应避免仅仅以西医病名、病理为依据，进行辨证，取代传统中医辨证，这样就失去了中医诊疗的原本意义，这种刻舟求剑的做法也是不可取的。

（三）辨证治本

慢性肾脏病通常病程长，疾病变化多样，并发症多，病情复杂多变，难以一蹴而就，不可因短时疗效欠佳而频频改方，需把握住疾病的本质，坚定治疗思路，长期守方，才能取得更好的临床效果。本病属本虚标实之证，脾肾亏虚为本，外感、湿（热）、浊毒、瘀血为标。她认为慢性肾脏病常常病程长久，迁延难愈，"久病入络，久病成瘀"，日久必见肾络瘀血，用药上常选用桃仁、牡丹皮、赤芍药、益母草等活血化瘀。

（四）五维融合

肾脏病诊治的具体方法应从五个维度进行融会贯通，即临床表现、西医病理类型、西医肾脏功能分级、中医体质辨证、当下证的辨证。临床辨证时无论中医和西医都是从现象入手，具体的临床症状、客观的临床指标变化，都是疾病具体现象的表现，中医西医从不同角度分析现象的意义，但最终还是回归到患者病情的转变。中医从患者的临床症状入手，注重症状的意义，运用中医病机变化的规律，对疾病预后有一定的判断。西医通过大量的临床观察，做了大量的统计学分析和规律总结，通过大量的数据分析判断疾病的预后和转归，虽然其出发点相同，但判断方向有一定的不同。西医结合现代技术方法，进一步检测肾脏病病理，对临床诊疗和疾病预后判断有了更深的认识。这些长足的进步是西医的优点，中医人要学习西医的优点，集中双方的优点，选择最有利于患者的方案，最终目标是改善患者的病情。

中医人要看到西医的优点，但也不能因此厚此薄彼，临床指标是时刻变化的，病理的诊断也只是此时此刻的表现，随着疾病的变化，中医以临床症状为主要的辨证依据的特点也显现出来优势。变化中也有不变的因素，每个人有着不同的固有特性，如生活习惯、情绪习惯等长期形成的固有特点，这就是中医的体质辨证。固有的特征表现稳定的状态，有着稳定的规律，这时参考当下的辨证，病机变化的发展规律，在稳定规律的基础上寻找变化规律，可以判断病情的长期和短期的疗效，标本兼顾的治疗才是全面的诊疗。

三、扶正法的应用

慢性肾脏病是指病程 3 个月以上的肾脏的结构或功能异常的疾病，表现为血、尿成分异常或肾脏影像学检查异常。在祖国医学中属"水肿""溺毒""关格""腰痛"等范畴。

慢性肾脏病其病因根本上是本虚标实，本虚为脾肾亏虚，标实涉及水、湿、瘀血等多方面标证。肾为本元，脾为坤土，严教授认为扶正法是慢性肾脏病治疗的基石，治疗时善从健脾益肾入手，常通过清补、平补，调补脾肾，使机体气血、阴阳逐渐恢复平衡状态。

（一）健脾益气

严教授在治疗慢性肾脏病时特别注重健脾益气，通过增强脾脏的功能来调和整个体系的阴阳平衡，从而达到治病的目的。临床上常用以下药物。

黄芪，味甘，性微温，归肺、脾、肝、肾经，《珍珠囊》记载其"甘温纯阳"，可以"补诸虚不足，益元气，壮脾胃"，具有健脾益气、利尿消肿的功效，对肾炎蛋白尿有一定的治疗作用。肾病兼有脾胃气虚或以蛋白尿为主者，严教授常用此药补益元气。党参，味甘，性平，归脾、肺经，《本草正义》谓："党参力能补脾养胃，润肺生津，健运中气，与人参不相甚远。"肾为真阴真阳之寓所，水火之源，两药相合，大补元气，补元气即补肾元。临床中见舌质红、苔薄少津的阴虚征象，可以以太子参易党参，补气生津，又有养阴的功效。炒白术，性温，味甘，归脾、胃经，为常用的健脾除湿药，据《本草纲目》记载，白术"补气健脾，燥湿利水，固表止汗，安胎"。在治疗慢性肾脏病中，白术可改善患者因脾虚导致的运化失职，促进水湿的代谢，防止湿邪内停，对于肾病患者常见的水肿症状尤为适用。经过炒制的白术，药性更趋于温和，更能强化其健脾燥湿的效果，常与黄芪、党参搭配使用，共同增强机体的元气。山药，味甘，性平，归脾、肺、肾经，有健脾益肺、益肾固精的功效。《神农本草经》中提到，山药"长肌肉，益气力，久食轻身"。在慢性肾脏病治疗中，山药有助于补充脾肾不足，改善肾功能，特别是对于由于肾精亏损引起的蛋白尿，有一定的改善作用。其性质平和，适用于大多数患者，尤其适合体质虚弱、消瘦无力的患者。茯苓，味甘、淡，性平，归心、脾、肾经，具有利水渗湿、健脾安神的效用。《本草从新》记载，茯苓"益脾宁心、淡渗利窍除湿、泻热而下通膀胱"。在慢性肾脏病中，茯苓能够协助白术、山药发挥健脾渗湿的作用，尤其对于肾病综合征患者的水肿表现有良好的治疗效果。其轻而淡渗的药性能够导湿气从小便排出，帮助纠正因湿阻气机造成的身体症状，如浮肿、尿频等。白扁豆，性温，味甘，归脾、胃经，被视为养脾止泻的佳品。根据《本草纲目》描述，白扁豆"止泄痢，消暑，暖脾胃，除湿热"。其独特的利水作用和对脾气的调节作用使其在慢性肾脏病的治疗中可用于改善脾肾两虚引起的消化不良、水肿等症状。在临床上，白扁豆常与党参、黄芪等药物一起用于增强整体的治疗效果，特别是对于消化功能较弱的患者，能显著提高其生活质量。以上药物常用剂量为黄芪 30g、党参 30g、白术 15g、山药 30g、茯苓 30g、白扁豆 30g。

（二）补肾填精

在严教授的治疗体系中，针对慢性肾脏病本虚（即脾肾亏虚）的情况，扶正方法发挥了核心作用，在补肾方面常采用五子衍宗丸进行补肾填精。五子衍宗丸中含有枸杞子、菟丝子、覆盆子、五味子和车前子等中药，对慢性肾脏病肾精亏虚有着很好的治疗作用。其中，枸杞子和菟丝子主要用于滋补肝肾和强化筋骨，而覆盆子和五味子则在固精止泄方面发挥作用。车前子的加入则有利于调节水液代谢，辅助治疗肾病引起的水肿等症状。严教授在实际治疗中不仅强调了五子衍宗丸的补肾作用，还注重其与健脾益气、调补脾肾的综合疗法相结合，以此恢复机体的气血和阴阳平衡。

（三）强腰健骨

杜仲，归肝、肾经，《药品化义》言："杜仲，沉下入肾，盖肾欲坚，以苦坚之，用此坚肾气，强壮筋骨，主治腰脊酸疼，脚膝行痛，阴下湿痒，小便余沥。"川续断，归肝、肾经，《滇南本草》谓："补肝，强筋骨，走经络，止经中（筋骨）酸痛，安胎，治妇人白带，生新血，破瘀血，落死胎，止咳嗽咳血，治赤白便浊。"桑寄生，归肝、肾经，《神农本草经》载："主腰痛，充肌肤，坚发、齿，长须眉。"严教授临床上常用于治疗慢性肾功能不全患者伴有腰酸、腰痛、腰软，不耐久立，脱发，耳鸣，脑鸣，夜尿频多，年轻男性早泄、阳痿，女子月事紊乱，此为肾精不固，温润失司。肾为水火之脏，命门附于两肾，内寓真阴真阳，主藏精，有温润五脏的功能。但凡肾病，肾元不足为根本，肾元亏虚则无以充养和温煦其他脏腑，严教授常将此作为补肾主药长期应用，借杜仲坚肾柔肝缓急，桑寄生益肾补血，川续断走经络强腰止痛，3 种药相合以奏补益肝肾、强筋健骨之效，常用剂量如杜仲 30g、川续断 10g，桑寄生 30g。

（四）"扶正"并不完全意味着"补"

严教授认为在肾脏病的诊疗过程中，扶持正气不仅是局限于"补"其虚弱不足，运用健脾、益气、补肾、滋阴等补法，还应包括对异常的生理功能的调整，即对脏腑、气血、阴阳的调理，使之恢复正常功能，也应当属于扶正的范畴。正如元代医家李杲在《内外伤辨惑论》中说："温之、和之、调之、养之，皆补也。"在慢性肾脏病患者的治疗过程中，常伴有瘀血、湿热、水浊、湿毒等邪实的存在，这时候祛除这些对机体有害的邪实，对机体来说，在某种意义上也是一种"补虚法"，所谓"祛邪亦即扶正"。临床上常选用性味苦寒的大黄，泻下解毒；性味平和的玉米须、车前草、茯苓皮等淡渗利湿；亦常用石韦、土茯苓等泄浊不伤正；瘀血方面则常用川芎、桃仁、红花、丹参等活血化瘀、祛瘀生新。但在治疗邪实的同时，应注意本虚的实质，切忌过用猛药，应当中病即止，同时注重培本以固元。

第四节　从体质论治肾脏病

一、体质与肾脏病

体质是人体生命过程中，基于先天禀赋以及后天获得的基础所形成的固有特质。这种特质相对稳定，主要表现在人与人之间形态结构、心理状态以及生理功能上的差异，这种差异是人类在生长、发育过程中与自然、社会环境相适应所形成的。中医体质学即是以人为出发点，研究不同个体的人的体质构成特点、影响因素、演变规律、分类标准，以指导疾病的预防、诊治、康复与养生，以达到提高个体生命质量的一门学科。

（一）体质辨识的由来

《黄帝内经》是最早论述到体质的文献，但其中无"体质"这一概念，常用"形""质""态"等词表示体质之义。《灵枢·论痛》记载："筋骨之强弱，肌肉之坚脆，皮肤之厚薄，腠理之疏密，各不同……"《黄帝内经》中关于体质分类的方法主要有阴阳五行分类、体型体质分类、心理特征分类等。

近年来对中医体质学的研究主要体现在分类分型方面。通过现代研究手段并结合中医传统的体质分类方法形成的符合中医特色的体质分类标准是最重要的，且将为接下来的其他研究奠定基础的成果。目前几种体质辨识方法主要有王琦等的 9 分法、匡调元的 6 分法、田代华的 12 分法、母国成的 9 分法和朱庭仪的 5 分法等，其中应用最广的数王琦的 9 分法。越来越多的临床工作者在王琦的 9 分法基础上，应用流行病学调查，从整体体质入手，以提高临床疗效为目的，研究某种疾病的体质特点与临床治疗的相关性，为现代临床疑难病的治疗提供新的途径。

（二）体质辨识的内涵

体质辨识以实现"治未病"为目标，是判断个体体质类型的重要方法，它把人的体质作为研究对象，从不同体质类型的特点，以及不同体质类型人的状态出发，对人的健康与疾病的整体概况进行差异性分析，制订相应的预防以及治疗措施，实施所谓的"因人制宜，同病异治"的防治诊疗方案。

（三）体质与疾病的相关性

研究体质与疾病的关系是研究体质类型的主要目的。不同的体质因素导致不同的疾病的发生以及不同的中医证型，并对病情的转归和疾病的预后起决定因素，体质和辨证共同反映着人的生理病理状态。中医学认为人体内在脏腑阴阳气血偏颇和机能代谢活动差异是导致体质差异的重要原因。简单说来，有什么样的体质，即容易罹患什么样的病。体质是证型形成的基础和内在依据，且贯穿疾病发生、发展以及转归，它相对稳定但又可调，针对体质的禀赋性，对体质进行早期干预，可有效避免该体质好发病的发生，通过对体质特点进行优化可调整明显的体质偏颇，减少疾病的发生率，减缓疾病的传变速度，或降低疾病的复发率，对疾病的预防和治疗起着不可或缺的作用。

（四）体质辨识的应用

体质辨识在肾脏病诊疗应用方面，严教授做了较多研究，如将 80 例慢性原发性肾小球肾炎和 62 例狼疮性肾炎患者根据"中医体质分类与判定表" 进行体质判定，发现了肾炎与狼疮性肾炎中医体质分布的规律性和差异性，具体结果见本节后文。

肾脏病种类繁多，原发性肾病及各种原因导致的继发性肾病，在体质辨识中，以气虚质、阳虚质、瘀血质较多。对某一肾脏病进行中医体质辨识，能够了解患病个体的气血阴阳盛衰情况，指导制订相应的干预方案，合理进行早期干预，选择相应的治疗方法。同时，对于未患病或病情尚未加重的个体，进行个体化预防与养生教育，可有效地预防疾病的发生或加重。

二、糖尿病肾病患者中医体质

糖尿病是一种常见慢性疾病，病死率仅次于心血管病及肿瘤，其并发症会波及全身各脏腑器官。作为其中一种严重并发症，糖尿病肾病的临床特征为蛋白尿、高血糖、酮症酸中毒，有着较高的致残率、致死率。因此，临床上采取积极措施，寻找有效的方法，对糖尿病肾病进展进行控制，就显得至关重要。严教授认为体质的辨识是其进展因素中重要的一环。中医体质是在先天禀赋和后天获得的基础上而形成的，在形态结构、生理功能和心理状态上相对综合的、稳定的固有特质，对不同的疾病的易感性具有差异，并且影响疾病传变转归中的某种倾向性，对糖尿病肾病患者进行体质研究尤为重要。对糖尿病中医体质流行病学特征研究，尤其对高危人群的调查，指导临床早期干预，体现中医"治未病""因人制宜""治病求本"的思想。中医认为，糖尿病肾病属于"消渴病"，病因包括外因、内因两种。前者为饮食失节、情志失调、外邪入侵等。后者为先天不足或消渴日久致使肝、肾、脾、肺损伤。体质决定了机体生理反应的特异性，对某些疾病因子的易罹性和病变发展的倾向性。2型糖尿病易罹偏颇体质，不同体质类型糖尿病证型表现不一，并发症发病情况亦不同。糖尿病和体质也受到遗传、环境的影响，体质的稳定性和可调性、日常生活的影响和传统的干预口服药物能预防糖尿病及并发症的发生。

随着肾脏病与中医体质相关性研究的逐步深入，肾脏病的中医体质分布情况得到了完善，中医证型与中医体质的关系更加清晰，肾脏病理、生化等实验室检查指标与中医体质的联系进一步深化。严教授认为糖尿病肾病的发生为慢性发展过程，因消渴日久，脏腑失调，肾气阴两虚，肾络虚损，痰湿、瘀血等多种病理产物内生，与正气胶结，使得病情缠绵难愈，则诸症从见。长期临床发现糖尿病肾病体质的大体规律：气虚质是糖尿病肾病基本致病体质，其次为痰湿质和阴虚质。根据体质可调的特征，针对性调整气虚体质、痰湿体质和阴虚体质偏颇，能有效防治糖尿病肾病。临床中曾经分析了154例糖尿病肾病患者的中医体质及临床指标。结果显示，154例中医体质包括阴虚质、气虚质、血瘀质、阳虚质、痰湿质，而且，不同中医体质分布存在一定的差异，以气虚质所占比例最高。一般来说，糖尿病肾病患者的机体之气不断下降，加上糖尿病病程长，日久耗气，致使病势侵入肾部，而气无居、无源。从这个意义上来说，糖尿病肾病的基础中医体质为气虚质。对不同中医体质与各临床指标的关系进行分析，结果显示，气虚质患者高危因素为高血压病，两者呈正相关。

糖尿病肾病的发展具有阶段性，随着病情进展，痰湿、湿热、瘀血等多种病理产物同时瘀积，气虚津液阴阳等持续受损，晚期形成本虚标实之证。病程中患者以浮肿为主症时，此时可能存在阳虚基础上兼夹痰湿质；以尿蛋白为主症，则可能在气虚质和/或阳虚质的基础上兼夹痰湿质；肾病终末阶段则可能在气虚质和阴虚质的基础上兼夹血瘀质、痰湿质。并进一步对糖尿病肾病血瘀质患者进行深入分析，发现血瘀质患者血肌酐水平较高，且血白蛋白水平较低，提示血瘀质患者有着较差的肾功能，而糖尿病肾病患者病情进展是随着肾衰竭的进展，提示阳虚质可能与蛋白尿的形成有一定相关性。阳虚会致使人体之气失去动力之源，引发精微外泄，因此血白蛋白水平低。阴虚质患者空腹血糖、糖化血红蛋白、血红蛋白水平均较高，提示阴虚质患者的肾功能无明显受损，且血糖水平较高，出现肾性贫血的概率低。

虽然中医体质辨证优化方案能够延缓糖尿病肾病患者病情进展，针对不同病体实施不同的药物预防治疗法，这样可以有效地改正患者偏颇体质，能够使患者的疾病得到有效的治疗，但中医体质关于肾脏病的研究总体上较少，应用中医体质指导肾脏病防治的临床研究仍然匮乏。现有的体质与肾脏病研究大多针对肾脏病的体质分布情况，当前的研究多为单中心、小样本的研究，结论容易受到地域、年龄等混杂因素的影响，并且难以具体说明中医体质在肾脏病的发生发展过程中起多大作用。

三、慢性原发性肾小球肾炎和狼疮性肾炎患者的体质差异

体质与疾病有着密切的关系，个体体质不同，对某些疾病的易感性有一定区别，体质不同，疾病的演变发展也可能存在差异。慢性原发性肾小球肾炎和狼疮性肾炎的病因发病机制有其相似性，都属于肾小球肾炎范畴，都较认同与免疫抑制有关，但原发性肾小球肾炎的病变部位主要在肾，而狼疮性肾炎病变部位不仅累及肾，还可能伴发全身多系统病变，且在治疗、预后等方面有一定差异。比较这两种疾病的体质分布异同点，探索其体质分布存在的规律性与差异性，对临床治疗有一定的指导作用。

将 80 例慢性原发性肾小球肾炎和 62 例狼疮性肾炎患者根据"中医体质分类与判定表"判定体质类型并观察分布情况，并进一步细化临床分型为肾病综合征组、非肾病综合征组，探讨不同临床分型体质分布存在的差异。慢性原发性肾小球肾炎、狼疮性肾炎中医体质分布有一定的规律性和差异性，比较如下。

（一）体质分布的规律性

两组均以虚性体质为主（大于 50%）；两组均以兼夹体质类型为主；慢性原发性肾小球肾炎肾病综合征组和狼疮性肾炎肾病综合征组均以阳虚质为主。

（二）体质分布的差异性

（1）慢性原发性肾小球肾炎与狼疮性肾炎中医体质分布存在差异。气虚质、阳虚质是慢性原发性肾小球肾炎的主要体质类型，狼疮性肾炎的主要中医体质为阴虚质。

（2）慢性原发性肾小球肾炎肾病综合征组与狼疮性肾炎肾病综合征组中医体质分布存在差异。慢性原发性肾小球肾炎肾病综合征组的痰湿质比例明显高于狼疮性肾炎组，狼疮性肾炎肾病综合征组湿热质比例明显高

于慢性原发性肾小球肾炎组；慢性原发性肾小球肾炎非肾病综合征组与狼疮性肾炎非肾病综合征组体质分布有显著性差异：慢性原发性肾小球肾炎的非肾病综合征组最主要体质类型是气虚质，狼疮性肾炎的非肾病综合征主要是阴虚质。

（3）慢性原发性肾小球肾炎与狼疮性肾炎伴狼疮无活动组的中医体质分布存在差异。狼疮性肾炎伴狼疮无活动组以阴虚质、血瘀质为多。慢性原发性肾小球肾炎患者以气虚质、阳虚质为主。临床上可发现慢性原发性肾小球肾炎常见乏力、怕冷等表现，通过补气、温补肾阳等中药调理可有所改善。临床研究发现狼疮性肾炎以阴虚质为主。阴虚质是指体内阴液亏少，往往表现为阴虚内热的体质状态，这与临床上对狼疮性肾炎的病机就有素体阴虚的认识较符合。而且狼疮性肾炎患者中女性比例远远高于男性，在临床上女性发病率较高，原因在于女性体质较于男性容易出现精血不足，因女性的生理特征，经带胎产耗伤气血，故更易出现阴虚体质。

中医认为无论是原发性肾病综合征还是继发性肾病综合征都属"水肿"范畴。肾主水，主要靠肾的气化对机体的水液起分布、代谢、潴留等作用，气化的动力则是肾阳，阳虚则易出现水液代谢紊乱，即阳虚水泛。临床上可予温阳药调整偏颇体质，有研究发现温阳药能降低血浆血管紧张素 II 和醛固酮水平。在临床研究中也发现慢性原发性肾小球肾炎肾病综合征和狼疮性肾炎肾病综合征均以阳虚质为主（大于30%），阳虚质状态的个体对"水肿"发病有一定的倾向性，说明阳虚体质的患者易出现肾病综合征表现。同样表现为肾病综合征，慢性原发性肾小球肾炎组的痰湿质比例明显高于狼疮性肾炎组，狼疮性肾炎组湿热质比例明显高于慢性原发性肾小球肾炎组。原发性肾病综合征和继发性肾病综合征（原发病为系统性红斑狼疮）体质分布差异丰富了"体病相关"理论。湿性黏滞，湿浊停滞于某个部位，易阻遏气机，气不行则湿不化，且湿性重浊，易攻击人体阴位，故肾脏易受累，湿性体质患者，缠绵难愈，反复发作，也可能是慢性原发性肾小球肾炎、狼疮性肾炎迁延不愈的重要因素。而狼疮性肾炎患者多素体阴虚，阴虚则热，阴虚质患者易从阳化热，可能与狼疮性肾炎肾病综合征组湿热质比例明显高于慢性原发性肾小球肾炎有关。

慢性原发性肾小球肾炎和狼疮性肾炎的中医体质分布存在差异性与规律性。两组疾病体质分布的差异性说明疾病的发病倾向性、演变转归均与体质因素有密切的关系。

四、乙型肝炎相关性肾小球肾炎患者的中医体质特征

乙型肝炎相关性肾小球肾炎是乙肝病毒感染后的一种主要肝外病变，是常见的继发性肾病之一。乙肝病毒感染的流行状况有明显的地域差异，全球有 3.5 亿乙肝病毒感染者，大部分为慢性病毒携带者。而在此类患者中肾小球肾炎的发病率为 6.8%~20%。我国是乙肝病毒感染的高发区，普通人群中乙肝病毒的携带率高达 10%~15%。研究乙型肝炎相关性肾小球肾炎患者中医体质分布、中医证型分布及两者的相关性，了解发病人群的中医体质特点，有利于从中医体质学和证候学角度为本病的个体化预防、养生和治疗提供依据。

对 120 例乙型肝炎相关性肾小球肾炎患者进行分类研究，发现中医体质分布比例由高到低依次为气虚质 36 例占 30%；阳虚质 29 例占 24.2%；阴虚质 21 例占 17.5%；湿热质 17 例占 14.2%；瘀血质 12 例占 10%；其他体质 5 例占 4.1%。可见，气虚质、阳虚质、阴虚质、湿热质共占乙型肝炎相关性肾小球肾炎组的 85.9%，基本符合中医对乙型肝炎相关性肾小球肾炎发病机制的认识。中医认为"正气存内，邪不可干""邪之所凑，其气必虚"。人体的正气不足是导致疾病发生的根本原因。目前中医学界普遍认为乙型肝炎相关性肾小球肾炎的致病内因是正气不足，外因是湿热疫毒，湿热疫毒始终贯穿于本病的整个过程。病性多属本虚标实，虚实夹杂。病位在肝、脾、肾三脏。本虚以脾、肾为重，标实则以湿热邪毒塞阻三焦气机为著。本病病程迁延，气滞血瘀是其必然结果。邪毒日久不去，耗气伤阴，则终致肝、脾、肾三脏虚损。发病的初期湿热蕴结于肝，肝肾同源，

湿热毒邪下注及肾；中期湿热瘀毒互结；后期则导致肝肾阴虚或脾肾阳虚。

除了乙型肝炎相关性肾小球肾炎患者本身表现出来的体质特征，地域因素亦对体质产生影响。福建地处东南沿海，常年大部分季节气温及湿度偏高，湿热之邪偏盛，热邪耗气伤阴，湿胜则阳微，加之人们喜吃生冷海产食物，以及过量使用冷气等因素易伤及人体阳气，这些因素可能对于体质的形成均有影响。

乙型肝炎相关性肾小球肾炎组主要体质类型气虚质、阳虚质与中医证候脾肾阳虚证、气虚血瘀证呈正相关。脾气虚弱，水谷精微生成运化输布异常，故见低蛋白血症；脾虚失运，肾失主水，水液输布异常，泛溢肌肤而发为水肿；脾虚中气下陷，肾虚固摄失常，而见大量蛋白尿。在制订治疗原则时，应侧重扶正补虚、益气温阳、活血化瘀法的使用。现代医学认为乙肝病毒感染与机体细胞免疫功能低下有关，而不少免疫功能低下的患者，均有不同程度的脾虚、肾虚。临床上益气、健脾、补肾的中药，如黄芪、党参、太子参、白术、黄精等都能达到扶正祛邪、调节机体免疫功能的作用。

目前对乙型肝炎相关性肾小球肾炎的治疗没有很重要的突破，免疫抑制剂虽然对多种类型肾小球肾炎有益，但可能延缓宿主清除乙型肝炎病毒的能力。所以，治疗上主要还是采用抗病毒、增强机体抵抗力等方法，而辨质与辨证相结合的治疗正是中医药的优势所在。

第五节 **中药保留灌肠治疗慢性肾脏病**

　　慢性肾脏病的血肌酐升高时临床表现有轻度贫血、乏力、食欲减退、恶心呕吐、多尿和夜尿，临床上多采用综合疗法。保留灌肠起到结肠透析的作用，直接作用于结肠，通腑降浊，加速血中毒素从肠中排出，改善氨基酸和脂质代谢，降低肌酐、尿素氮、24h 微量尿蛋白等作用。中药保留灌肠对氮质血症及尿毒症早期疗效肯定，且无明显不良反应，是延缓病情发展、改善症状体征、提高患者生活质量，且方便、廉价、有效、无创的治疗方法，是治疗慢性肾功能不全时的常用方法之一。

　　"清阳出上窍，浊阴出下窍"，肠道是肾外清除尿素氮、肌酐等"毒性物质"的重要途径之一，对于慢性肾脏病 2~5 期的患者，血肌酐大于180μmol/L，就可使用中药保留灌肠，使浊毒下利，清阳上升，"邪去正乃安"。慢性肾脏病 3~4 期是本病治疗的关键期，此期患者多有胃脘不适、纳减等胃肠道症状，特别是慢性肾脏病 4~5 期的患者，胃气日趋衰败，常常出现恶心、呕吐等症状，配合中药保留灌肠，增加排便次数（以每日 2~3 次软便为宜），能促进多余水分及毒素的排泄，如此内服中药以补虚健脾和胃为主，灌肠方则以攻邪泄毒为用。灌肠方中大黄在治疗肾功能不全中应用非常广泛，《神农本草经》谓其"破癥瘕积聚，留饮宿食，荡涤肠胃，推陈致新，通利水谷，中化食，安和五脏"。《药品化义》"大黄气味重浊，直降下行，走而不守，有斩关夺门之力，故号为将军"。现代药理研究表明，大黄苦寒，能通腑泻浊、清热解毒、活血化瘀，通过抑制体内蛋白的分解，对机体氮代谢产生影响，增加粪氮量，缓解残余肾的高代谢状态，抑制肾小球系膜细胞增殖、残余肾单位的肥大，具有抗炎、抗凝与免疫调节方面的作用。芒硝助大黄泻热祛邪，为臣药，二药相须为用，蒲公英、蚕沙有清热解毒凉血、泻湿浊、排毒之功。牡蛎有收敛固涩作用，能吸附肠内毒素，且可提高药液渗透压，有利于肠内有毒物质和水向肠腔内分泌。同时，泄浊排毒非一日之功，将大黄、白花蛇舌草、蒲公英之类苦寒伤胃但有解毒功效的药物，通过保留灌肠的方法给药，可以扬长避短。常用灌肠方的药物组成为大黄、白花蛇舌草、蒲公英、蚕沙、牡蛎、丹参、制附子，一般选择在每晚睡前灌肠，使药液尽可能在肠道内保留约 1h 后排净。

第六节 整合治疗 IgA 肾病

目前，在医学发展过程中出现的专科划分过细、知识碎片化带来的诊疗局限性问题的情况下，樊代明院士提出了"整合医学"的概念。他认为整合医学是从人的整体出发，将医学各领域最先进的知识理论和临床各专科最有效的实践经验分别加以有机整合，并根据社会、环境、心理的现实进行修整、调整，使之成为更加符合、更加适合人体健康和疾病治疗的新的医学体系。整合医学的内涵在于，它是一种认识论、方法学，通过它可以形成新的医学知识体系，因此需要不断地发展和完善。中西医整合作为整合医学的一部分，其思想和方法渗透在临床研究中。目前中西医诊疗临床常见病的研究出现了一系列中医辨证标准化及西医治疗局限性等问题，需要我们将临床经验与先进理论相结合，探讨出中西医整合的模式解决难题。严教授运用中西医理论、方法诊治 IgA 肾病的系列研究工作，探讨发现其中蕴含的中西医整合方面的内容及优势，为中西医整合医学能够更好地指导今后的临床提供思路、方法和经验。

IgA 肾病作为我国最常见的原发性肾脏病，占原发性肾小球疾病的30%~40%，它是导致终末期肾脏病的最主要原因。临床表现常以血尿为主，伴有蛋白尿及肾功能受损等，病理表现常以肾小球系膜区 IgA 免疫复合物沉积为主。IgA 肾病无特定的中医病名，属祖国医学"尿血""水肿""腰痛""虚劳"等范畴。目前，对 IgA 肾病发病机制的认识还不清楚，迄今西医尚缺乏有效的控制方法。中医辨证论治是我国治疗肾脏病的一大特色。

其一，IgA 肾病是一种本虚标实的疾病，"本"虚以气虚和阴虚为主，气虚症状如神疲乏力、心悸气短、面浮肢肿、面色萎黄等，阴虚症状如口干咽燥、自汗盗汗、五心烦热、目睛干涩、大便干燥、心烦失眠等；"标"实以瘀血和湿热多见，瘀血症状如肢体麻木、腰痛、面色晦暗等，湿热症状如口黏口干、小便黄赤、四肢倦怠等。其二，慢性原发性肾小球疾病中医辨证分型的年龄分布有以下特点：各年龄段均以气阴两虚证最多，且随着年龄增长，脾肺气虚证的比例呈下降趋势，脾肾阳虚证的比例呈上升趋势，在湿热、寒湿、瘀血、风热等兼证中，以湿热和血瘀证最为常见。其三，由于蛋白尿、脂质代谢紊乱、高血压、肾功能水平是影响 IgA 肾病患者预后的重要指标，临床经验发现中医气虚相关症状如面浮肢肿、头晕耳鸣等多与尿蛋白有关；气（阳）虚兼瘀浊相关症状如夜尿增多、四肢倦怠、头晕耳鸣、面色无华等多与肾功能损害有关；肝阴不足、气机不畅相关的症状如目睛干涩、头晕耳鸣、恶心呕吐等多与高血压有关。从中医辨证分型来看，脾肺气虚、气阴两虚证患者的 24h 尿蛋白、血肌酐、尿素氮和血压水平均显著低于脾肾阳虚证。

传统中医学宏观辨证与西医学微观流行病学调查存在一定的关联性，IgA 肾病最终多以免疫病理特征来诊断，加之中医辨证时对肾脏病理的认识不深，应该积极探索微观辨证的具体方法和依据。严教授把中医临床症状与病理微观辨证相结合，发现中医证型由气虚→气阴两虚→肝肾阴虚→脾肾阳虚的演变在一定程度上反映了肾脏病理进行性加重的病变过程。这不仅提高了中医辨证的科学性、规范性、准确性，也弥补了临床上不能反复进行肾脏穿刺情况的不足，利用中医学证候资料分析判断肾脏病理类型，对于疾病的发展和转归起到了预见性的作用。由于 IgA 肾病的病程长，慢性迁延期的病机特点属本虚夹实，实证多见血瘀、湿热，血瘀证患者血液处于高凝状态，血瘀证还与肾功能损害及高脂血症密切相关。病理学方面，血瘀证组肾组织纤维蛋白原相关抗原沉积程度也明显升高。

严教授将中西医优势互补，将中医整体观与西医精准医学相结合，将宏观和微观相结合，探讨两者存在的深入联系，为临床上更加科学、准确地把握疾病的发展提供了依据，更为临床其他疾病的诊治提供了思路和方法。整合治疗的思想严教授不单单用在 IgA 肾病的治疗，也在其他肾脏病以及内科疾病中广泛运用，在跟师严教授过程中，她时常告诫我们要整体着眼，关注局部细节，整合各种对患者有利的因素，方能成为一个合格的医师。

第七节 培土温阳治疗肾脏病水肿

现代医学认为，肾病水肿多与机体免疫、低蛋白血症、肾脏水钠潴留、肾小管间质炎性浸润等有关。治疗常用利尿、增加肾小球滤过率、提高胶体渗透压等法。中医学认为，水肿的形成多由机体脏腑水液代谢功能失调而致，与多个脏腑有关，尤以肺、脾、肾三脏最为关键。其治法则以培土治水、温阳化水为主，辅以理气活血。

一、培土治水

强健脾运以治低蛋白血症之肾脏病水肿，是为培土治水法则的具体应用。中医学认为，脾为后天之本，主运化水谷精微，脾虚失运则水湿不化，聚而为肿；脾性喜燥而恶湿，湿邪困脾，碍其运化，亦会导致水湿失运，泛滥为肿；脾主升清，脾虚则升降失常，水精不布，水失土制，同样可致水肿的发生。《素问·至真要大论篇》云"诸湿肿满，皆属于脾"，脾气健运与否在水肿的发病中起着至关重要的作用。

大量蛋白自尿中丢失导致的低蛋白血症是肾脏病水肿发生与发展的重要现代医学病因之一，而蛋白质当属中医学理论中的精微物质，亦由脾胃运化而来，依赖脾之升清转输、条达四布、供养全身。脾失健运，必致蛋白产生减少而排出增多，最终导致水肿的发生。临床中凡以低蛋白血症为主因所致的肾病水肿，即便脾虚证之表现不明显，强健脾运治疗是为第一关键，脾气旺则运化行而清浊分、水自消。临床上常用健脾药物有黄芪、党参、白术、茯苓、甘草、山药、白扁豆、薏苡仁等。

二、温阳化气利水

正常人水钠的摄入量和排出量处于动态平衡状态，故体液量维持恒定。水钠的排出主要通过肾脏，如果肾脏调节功能障碍，肾小球滤过率减少，肾小管对钠的重吸收增加，即可导致钠离子潴留细胞外从而引起水肿。中医学历来重视肾脏在调节人体水液的输布与排泄过程中的作用。肾为先天之本，藏真阴而寓元阳。肾阳不足，命门火衰，不能化气行水，遂使膀胱气化失常，开阖不利，水液内停，形成水肿。肾阳为一身阳气之本，肾阳亏虚亦会导致心阳不足。此时应用温煦心肾之法，临床治疗多以金匮肾气丸、济生肾气丸加减。

第八节　原发性膜性肾病诊疗经验

原发性膜性肾病是成人原发性肾病综合征最常见的病理类型，也是严教授中医诊疗慢性肾脏病的特色之一。严教授多年临床经验，对此病颇有心得，主要有以下创新点。

一、多维度诊断

在治疗原发性膜性肾病时，严教授提出"多维诊疗"的概念，对提高中医药综合治疗膜性肾病的疗效有很大帮助。多维诊断指结合了临床症状、西医病理、肾脏功能、中医临床辨证、体质因素等多维诊断，能更全面地反映患者病情整体变化、预后情况等。独立于指标之外的临床疗效判定标准，综合包括患者症状及感受、体质变化等多因素判断病情变化，能够更立体、更全面地诊断、评估病情变化，也可以更客观地反映病情变化的过程。

中医的临床辨证在此过程中扮演着重要角色。医生不仅考虑患者的症状，还会评估其体质类型（如阳虚、阴虚、痰湿等），以及其他因素，如情绪、饮食习惯和生活方式。这种方法使得治疗更加个性化，同时也考虑到了患者的整体健康状况。

多维诊疗的核心在于综合评估，不仅包括病理和临床数据，还涵盖了患者的生活质量、心理状态和整体感受。这种全面的评估有助于更准确地判断病情的进展和治疗的效果。此外，患者教育和生活方式的调整也是多维诊疗的关键部分。通过教育患者了解他们的疾病和治疗方法，以及如何通过改变生活方式来辅助治疗，可以大大提高治疗的效果和患者的生活质量。

二、中医对该病的认识

严教授长期临证中发现，在原发性膜性肾病的发病过程中，中医病机有一定的特点，不但与脾、肾有关，也常常跟心、肝、肺等脏器功能失调密切相关，可谓"五脏六腑皆可致病"。脾主运化，肾主气化，脾肾气虚则水湿运化不利，水湿日久从阳化热以致湿热内蕴。徐灵胎曾云"有湿必有热，虽未必尽然，但湿邪每易化热"，所言正是此理。膜性肾病临床常常存在水肿、高凝状态，这跟中医的水、瘀颇为类似，一者热毒伤阴，灼伤血络，形成瘀血，此则与心主血脉相互关联；二者"血不利则为水""血瘀必兼气滞"，气、血、水三者相互影响，致使机体代谢紊乱、浊毒蓄积，形成虚实夹杂的局面，气机运行不畅，又与肺气肃降、肝气调达有密切关系。

三、平衡内环境是治疗的根本

原发性膜性肾病是人体免疫平衡天平被打破、体质变化的结果，并认为免疫性疾病多与患者先天体质因素相关，而体质因素又可通过多种因素发生改变。原发性膜性肾病作为难治性肾病，之所以难治，其"难"点主要有两个方面的原因：一是患者自身免疫功能发生了改变，免疫功能低下，此即中医所谓"正虚"；二是原发性膜性肾病本身病情复杂，治疗过程中常常使用激素、免疫抑制剂，这些药物的毒副作用与本身疾病交织在一起，最终导致"邪气"难以根除。两方面因素叠加，正虚邪实根深蒂固，致使病情缠绵难愈。正气是决定疾病转归的关键，在治疗此病时扶助正气仍是第一要务，而扶正的主要目的在于调和阴阳、平衡内环境，甚至清除水、湿热、瘀血等致病因素也是扶正的内容之一。《黄帝内经》也曾提到："谨察阴阳所在而调之，以平为期。"正合此意。在辨证方面严教授结合肾脏病理的微观辨证，认为伴有硬化多有血瘀，伴有增生、淋巴细胞浸润多有湿浊内蕴，也十分有中西结合特色。

四、阴虚是病情迁延不愈的重要病机

水肿发病过程中阴虚亦是导致病情迁延不愈的重要因素。水肿之初多为阳虚阴盛，随着病程的进展，可逐渐出现阴虚证候，后期则多见气阴两虚、阴阳失调，甚至阴竭阳脱。目前临床上西医治疗原发性膜性肾病多使用糖皮质激素及免疫抑制剂，中医认为外源性皮质激素为性味燥热之品，长期使用容易阳亢、伤阴耗液，导致肝肾阴虚、肾阳偏亢，表现为颜面潮红、肥胖、痤疮等。而这些外源性药物导致的阴虚状态恰恰可能是导致原发性膜性肾病迁延不愈的重要原因，如能进行针对性的治疗往往能够起到很好的疗效。

五、血清抗 M 型磷脂酶 A2 受体抗体对诊断与病情监测的意义

血清抗 M 型磷脂酶 A2 受体(PLA2R)抗体检测在诊断原发性膜性肾病、评价原发性膜性肾病疗效、判断原发性膜性肾病预后方面也得到肾病界的广泛认可。严教授吸收前沿诊疗知识，结合临床实践，发现血清抗 M 型磷脂酶 A2 受体抗体对原发性膜性肾病病情监测有较好临床意义，尤其对存在肾穿刺禁忌肾病患者，明确原发性膜性肾病的诊断有一定的意义。

六、用药特点

严教授在治疗原发性膜性肾病时使用药物有明显的特点，而且在治疗其他肾病时也会参考使用此类药物。如健脾多用四君子汤，补肾多用五子衍宗丸，活血化瘀多用路路通、王不留行、丹参、赤芍等。用药时注意药性的阴阳平衡，滋阴补肾时稍加补阳药物，如淫羊藿、肉苁蓉等，以少火生气。在补阳药物中加用黄精、熟地滋阴，以阴中求阳。五子衍宗丸由 5种种子类药组成，种子药物蕴含生气，以利于化生肾气。

中医五行相互关联，肾脏病变病位首先是在肾，其发病又与脾、心、

肝、肺均有密切关系，从五行生克规律上寻找膜性肾病治疗的突破口，往往能收到出其不意的效果。把单纯的肾病治疗，扩展为立足肾病为本，以心、肝、肺、脾生克制化关系为五行网络的诊疗体系，以实则泻其子、虚则补其母为治疗准则，灵活运用，多能取得较好疗效。

七、激素联合中药的综合治疗

严教授经过大量的临床实践验证认为膜性肾病大部分患者都可以应用中药治疗而痊愈。对于中药治疗效果欠佳，病理伴有增生性改变，临床表现出肾病综合征的患者可联合糖皮质激素治疗，亦多能痊愈。对西医采用糖皮质激素联合细胞毒性药物治疗效果欠佳的患者，严教授接诊时多停用细胞毒性药物，联合中药辨证论治治疗，多能取得较好疗效。在应用糖皮质激素联合中药治疗时，不同阶段使用中药治疗的方向有所侧重，使用激素治疗初期的患者多有脾虚水湿内蕴所致的水肿，多使用益气健脾、利水消肿药物治疗，同时稍加温阳补肾药物，如淫羊藿、巴戟天等，促进体内阳气恢复；激素治疗中期的患者多有湿热内蕴、热盛伤津证，多搭配使用养阴、清热药物治疗；激素治疗晚期的患者多有气阴两伤证，多搭配益气养阴药物治疗。

严教授标本兼治的思想在原发性膜性肾病的治疗中发挥了重要的作用，为原发性膜性肾病的治疗提供了一条新思路。

糖皮质激素应用经验

肾脏病治疗过程中常常使用糖皮质激素，在取得良好治疗效果的同时也会有不同程度的不良反应，治疗期间疾病本身容易复发，也可能产生激素依赖或激素抵抗。严教授运用糖皮质激素治疗肾病时发现在应用激素的不同阶段，进行辨证治疗，不但可以充分发挥糖皮质激素的治疗作用，而且能够减轻糖皮质激素的不良反应及防止疾病复发，显著提高临床疗效。

一、糖皮质激素的使用方法

糖皮质激素是目前广泛研究的免疫调节药物，有抑制炎性反应、免疫反应影响肾小球基底膜的通透性等综合作用，是治疗肾病综合征的一线药物。在临床上很多医师对激素的使用存在不规范的情况，多表现在使用糖皮质激素剂量不足，起不到效果或过早减量，容易导致病情复发。因此，临床医生应正确使用糖皮质激素。严教授遵循糖皮质激素使用"起始量足，减量要缓，维持要长"的原则，经过长期临床实践的摸索研究，积累经验，形成了个人独特的激素使用方法，疗效明显。具体用法如下：①激素起始足量，泼尼松片每日每千克体重 0.8~1.2mg，晨起餐后顿服，用至 8~12 周有效后开始减量，若此阶段疗效不显著者则可适当延长至 16 周后开始撤减。②激素量依据不同年龄人群可适当调整，儿童及青年患者糖皮质激素使用量可适当增加，泼尼松片每日每千克体重 1.2~1.5mg，晨起餐后顿服；老年患者可适当减少剂量，泼尼松片每日每千克体重 0.8mg，晨起餐后顿服。③糖皮质激素疗效显著者撤减要缓慢，疗效不显著者可快撤减，出现反跳则需慢撤减，对糖皮质激素依赖患者治疗颇为棘手，此时糖皮质激素撤减尤需缓慢。严教授强调临床中糖皮质激素撤减速度要缓慢，尤其在减量至半量时（每日 20~30mg）是病情复发的高危阶段，要提醒患者注意休息，避免过度劳累，不食生冷辛辣食物及发物，预防感冒等。

二、不同阶段的中医药联合策略

严教授按中医辨证将糖皮质激素使用过程中的变化规律总结为以下 3 个阶段。

（一）阳盛阶段

糖皮质激素在中医看来属于阳热之品，由于慢性肾病治疗过程中常常是长期大量服用激素，久之极大可能会出现阳热亢盛的现象，见热盛伤津、热毒炽盛、阴虚火旺等证。这类患者多以身体上部热证的表现为主，如面部潮红、皮肤痤疮；也会出现热扰心神的症状，如心悸失眠、五心烦躁；影响到消化系统出现亢进的表现，如口燥咽干、消谷善饥、大便干结、小便短赤、舌红少津、脉弦数或细数等，现代医学称之为医源性肾上腺皮质功能亢进症。在这个阶段需要进行调节内分泌，纠正内分泌的紊乱。严教授用生脉饮、消渴方加减治之，选用滋阴清热药物，如生地黄、北沙参、麦冬、天花粉、五味子、枸杞子、女贞子、山茱萸、玄参、地骨皮、龟甲、鳖甲、青蒿等养阴清热，从而起到拮抗糖皮质激素的阳亢作用，调节内分泌。此外，糖皮质激素还会助湿生热，热盛成毒，所以常常需要在使用的过程中配伍清热化湿解毒药物，常选用知母、黄柏、黄芩、栀子、水牛角、牡丹皮、金银花、连翘、白花蛇舌草等对抗糖皮质激素产生的湿热的不良反应。

（二）阳盛衰减阶段

大剂量长时间使用糖皮质激素过程中首先引起肾上腺皮质功能亢进，然后慢慢会进入到功能衰减阶段，随着糖皮质激素的撤减就会出现肾上腺皮质功能不充足的表现，糖皮质激素的阳亢作用减少，逐渐出现气虚、气阴两虚，甚至阳虚证，如怕冷、怕风、乏力、气短懒言、不耐久立、腰膝酸软、舌淡、脉沉细等。这时候应用中药的关键是稳定病情和巩固激素的疗效，防止复发，减少机体对糖皮质激素的依赖作用。常用平补脾肾药，用药偏向补脾肾之阳，常选用四君子汤补后天脾气，在益气健脾的基础上选用五子衍宗丸补肾益精，枸杞子、车前子、金樱子、覆盆子、菟丝子、补骨脂、淫羊藿、锁阳等药物既能平补肾阳，又没有大辛大热药物的温燥之弊病。随着激素使用量的逐渐减少，补肾温阳的力度也应逐渐加大，但"善补阳者，必阴中求阳"，根据阴阳互根互用理论，在温阳的同时佐以滋阴之品，如细麦冬、玄参、黄精、女贞子、山茱萸、枸杞子等，可达到"阳得阴助而生化无穷"的妙用。

（三）糖皮质激素的维持阶段

随着糖皮质激素的撤减，阳亢、阴虚内热的表现也逐渐减轻。严教授强调在这个阶段糖皮质激素的撤减一定要慢，特别是撤减到最后阶段，糖皮质激素的最小剂量最好能够维持尽可能长的时间，一是这时糖皮质激素的副作用几乎可以忽略不计，但减药过快却可能引起病情的复发，所以在这个阶段一定不能急于求成，可配合使用扶益正气的中药以提高机体的抵抗力，防止疾病的复发。二是因为患者病程较长，这个阶段常常存在正气亏损现象，临床上表现为气虚、阳虚等，如少气懒言，容易感冒，畏冷怕风。此时宜稍稍加强温补脾肾的治疗。治宜健脾益气，温补肾阳。气虚程度较轻时选用补中益气汤，程度稍微较重的时候就可以选用肾气丸加减，在使用附子、肉桂的时候要注意不要太大剂量，这里并不是让它们起温阳作用，而是让它们起"少火生气"的作用，仅仅是推动一下疾病的缓解过程，具体什么时候用，用到什么程度，还需要不断地在临床实践中细细体会。

在糖皮质激素撤减结束时，患者常常会有正气亏损的情况，这时外感之邪容易侵袭人体，诱发感冒，加重病情，形成恶性循环，从而使病情迁延难愈。可选用玉屏风散加减，药用黄芪30g、白术15g、防风15g、太子参15g、麦冬15g。有时候严教授还会让患者用西洋参泡茶喝以提高免疫力，对预防外感有一定帮助。

第十节 新型冠状病毒感染恢复期中医诊疗思路

严教授工作室成员金一顺曾参与福建支援武汉医疗团队，2020 年 2 月 14 日进入华中科技大学同济医学院附属协和肿瘤医院对新型冠状病毒肺炎（以下简称"新冠肺炎"，中华人民共和国国家卫生健康委员会于 2022 年 12 月 26 日将该病名更名为"新型冠状病毒感染"）恢复期患者进行诊治。武汉抗疫过程中金一顺在严教授指导下通过远程会诊的方式，对新冠肺炎恢复期患者进行诊治，病区中药使用率 95.2%，取得理想效果，现将严教授治疗新冠肺炎恢复期的中医辨证思路总结如下。

一、益气养阴以润肺

新冠肺炎恢复期患者出现肺的慢性炎症和纤维化属中医"肺痹""肺痿"等范畴。《素问·痹论篇》记载：皮痹不已，复感于邪，内舍于肺，则为肺痹……淫气喘息，痹聚在肺。喻昌言：肺痿者，肺气萎而不振也，肺失所养，转枯转燥而成之。清代尤在泾所言：痿者，萎也，如草木之枯萎而不荣，为津涸而肺焦也。新冠肺炎患者肺脏经过病毒侵袭破坏，后期出现肺纤维化的 CT 表现，进而出现肺功能下降的过程，与"肺痹"有相似之处。在这个过程中肺叶萎缩，失于濡养，粘连固结，气津消耗，症状表现为咳嗽乏力、动辄气促，又与"肺痿"相近。中医脏腑理论认为，肺主气，司呼吸，纳入清气，呼出浊气；"阴者，藏精而起亟也"，肺泡呼吸吐纳、气体交换、排出痰瘀功能，全赖肺之气阴充盈正常。从临床来看，新冠肺炎患者无论发作期还是恢复期，大多以干咳为主，基本无痰或少量白痰，而喷嚏、鼻塞、流涕等呼吸道卡他症状不明显，这也符合"燥邪犯肺，耗液伤津"的病因病机。

有学者报道类似的临床表现：王锦程等观察新冠肺炎在疾病的后期（超过 14 日）当患者病情得到控制并好转后，出现不同程度的肺纤维化。肺纤维化，有学者认为其核心病机为燥结持续日久，结于肺络，出现肺胃阴伤的病机状态。有学者运用养阴润肺方法治疗肺纤维化取得良好效果，认为肺纤维化是病程日久所致肺虚失养、阴血亏耗、气阴两虚，用麦冬、南沙参、五味子、百合以滋阴润燥、养阴益气，能够有效改善患者的受损肺功能，能够使肺纤维化患者的中医症状积分有效下降，Borg 评分也明显下降。

气阴两虚是新冠肺炎患者恢复期的主要证型，恢复期的治疗应以养阴润肺为基础，在恢复期运用养阴润肺等为主的中药治疗，不仅可以扶助正气，改善患者临床症状，同时也能促进肺部慢性炎症的吸收，缓解气道粘连，促进受损的肺脏组织修复。临床应用中常选用黄芪、太子参、麦冬、五味子、沙参、天花粉等。邪气渐退，正气已伤，肺脾津亏，故当以甘温复其气，甘润复其津，黄芪、太子参健脾益气；麦冬、五味子、沙参、天花粉甘润，养津润燥，以复肺气。张介宾说："善补阳者，必于阴中求阳，则阳得阴助而生化无穷；善补阴者，必于阳中求阴，则阴得阳升而泉源不竭。"严教授强调新冠肺炎恢复期虽有阴虚之证，使用大量补阴药时，须加入补阳之品，使阴有所化，可选用淫羊藿、菟丝子等温补下焦之肾阳，如此配伍，寒热并用，阴阳平调，可使阳生阴长，阴阳相济，生生不息。

二、培土生金以补肺

武汉新冠肺炎为外感湿毒之邪，湿邪困脾，多数患者在病程中伴有便溏或呕吐，纳差等消化道症状，而治疗过程中服用了大量的抗病毒、抗生素以及苦寒的中药之后更易出现腹胀、纳呆的症状，恢复期运用培土生金显得尤为重要。如《素问》所述："饮入于胃，游溢精气，上输于脾，脾气散精，上归于肺，通调水道，下输膀胱，水精四布，五经并行。"脾病不能散精归肺，则有土不生金之病，临床则在见咳嗽、气喘肺系病症的同时，常兼见乏力、纳差、食欲减退、四肢无力、大便糖稀等脾胃虚弱症状。严教授通过分析患者舌苔舌质，并结合患者主观感受后认为，对于肺脾气虚、脾胃虚寒证候常选用甘平培土生金法。可选用四君子汤，药物组成中以党参为君药，甘温益气，补益患者受损的脾胃之气；以甘温而性燥之白术为臣药，健脾燥湿，既可助党参补益之力，又可行燥湿健脾之用；以性味甘淡、健脾渗湿的茯苓为佐药，苓术相配，加强健脾渗湿的作用；以炙甘草为使药，益气和中，调和诸药。四药配伍，共奏益气健脾之功，使新冠肺炎患者恢复期能够补益肺脾虚弱之元气，运化肺脾积聚之湿邪。此外，治疗肺胃阴虚兼有虚热证，常选用甘凉培土生金法，常选用麦门冬汤，方中重用麦冬为君，甘寒清润，既养肺胃之阴，又清肺胃虚热；改人参为党参健脾养胃为臣；佐以甘草益气养胃，脾胃健运，胃津充足，自能上归于肺，亦即"阳生阴长"之意；肺胃阴虚，虚火上炎，不仅气机逆上，而且进一步灼津为涎，故又佐以半夏降逆下气，化其痰涎。半夏虽属温燥之品，但用量很轻，与大剂麦冬配伍，则其燥性减而降逆之性存，且能开胃行津以润肺，又使麦冬滋而不腻，相反相成。

三、化痰通络以宣肺

自新冠疫情发生以来，国家中医药管理局专家起草的新冠肺炎诊疗方案（试行第七版）选方用药体现出的主要证候要素是湿、热、毒、瘀及气虚，而湿邪致病的特点明显。湿邪入肺则化为痰，正如《丹溪心法》所言："凡痰之为患，为喘为咳，……不作脓者，皆痰注也。"随着新冠肺炎病程逐渐延长，肺部经历病毒侵袭破坏，临床症状上存在气短、倦怠乏力、动辄气促、口干等症状，出现肺脾虚损。"脾为生痰之源，肺为贮痰之器"，一方面体内原本就存在的湿浊之物质继续对肺脏产生破坏、侵袭等作用；另一方面，肺脾气虚会产生更多浊邪，进一步生成痰瘀，导致痰瘀互结，而痰瘀日久亦可耗伤肺气。新冠肺炎患者病理显示：部分肺泡腔渗出物机化和肺间质纤维化，肺内支气管黏膜部分上皮脱落，腔内可见黏液及黏液栓形成。从中医微观辨证角度来看，这些黏液、黏液栓与中医痰类似，而肺间质纤维又多与瘀有关。严教授针对新冠肺炎患者恢复期化痰通络常选用川贝、葶苈子、三七等药物加减。川贝，苦、甘，微寒，归肺、心经，有清热化痰、润肺止咳、散结消肿的功效，能清泄肺热化痰，又味甘质润能润肺止咳，尤宜于新冠肺炎患者内伤久咳，燥痰、热痰之证。朱雪等应用化痰类中药对博来霉素（BLM）诱导肺纤维化大鼠进行研究发现，化痰药川贝母、白前、海藻等对模型大鼠超氧化物歧化酶（SOD）有明显改善作用。葶苈子，苦、辛，大寒，归肺、膀胱经，有泻肺平喘、利水消肿的功效，用于痰涎壅肺，咳喘痰多等。新冠肺炎病理体现的肺内支气管腔内可见黏液及黏液栓形成，中医认为肺主气，气机宣降功能失调，水液输布与排泄失司，聚而为痰饮，终致痰饮为患，可用川贝清肺化痰，葶苈子泻肺利水以消痰饮。

新冠肺炎恢复期肺间质纤维，瘀为其关键病机之一，久病可产生痰、瘀、毒等病理产物，最终瘀阻肺络，气血不畅，瘀滞日久导致肺痿迁延不愈。研究发现，三七有效成分三七总皂苷对肺上皮细胞的凋亡，肺纤维化状态的氧化应激反应，以及肺组织中基质金属蛋白酶（MMPs）的表达均有抑制作用，说明三七总皂苷有预防肺纤维化的作用。在新冠肺炎患者恢复早期应用三七等活血化瘀药物，可以有效预防肺内纤维病变，促进肺部炎症的吸收，减少粘连，缩短肺部病灶吸收时间。新冠肺炎后期肺部纤维化起病隐逆，病程迁延日久，符合"久病入络"的特点，可选择虫类药物配伍使用。虫类药具活血化瘀、破积消癥、搜风剔络、补益培本、消痈散肿等功效。针对新冠肺炎病理肺纤维化的病机变化特点，严教授推荐选用地龙、僵蚕、蜈蚣、全蝎等药物，以活血化瘀、化痰散结，以减少粘连，恢复肺的宣降功能，最终达到化瘀宣肺的目的。

四、单味药红景天应用经验

红景天是一种临床常用药材，其性平，味甘、苦，归肺、心经，具有益气活血、通脉平喘等功效，现代研究认为红景天及红景天苷对多种肺部疾病，如肺动脉高压、肺组织纤维化、慢性阻塞性肺疾病均具有一定的疗效，其机制主要与抗氧化、抗炎、抗凋亡有关。新冠肺炎恢复期的肺部纤维化将长期存在，进行针对性用药预防，尽可能保护残存的肺功能，对患者今后进入康复期功能训练十分必要，而红景天性味平和，适合新冠肺炎患者在恢复期和今后的康复训练阶段长期使用。

五、中西医并重，辨证与辨病相结合

新冠肺炎恢复期中医证候表现出以肺脾气虚、气阴两虚为主要证型的同时，兼有痰瘀阻肺，在临床中辨证与微观辨病相结合，在益气健脾、益气养阴的同时，灵活应用清热化痰、活血化瘀药物可以获得良好效果，对预防肺组织纤维化、改善肺功能有一定的作用。

严教授临床诊疗学术思想涉及中医内科各个专科，其中以中医肾系疾病诊疗最为特色。严教授勤于中西医结合治疗肾脏病的临床研究30余载，细研经典，医术精湛，学识广博，用药灵动，并长期致力于中西医结合肾脏病方向的研究，在临床医疗和教学实践中，始终坚持中西医结合、中西医并重的思想，运用中医经典理论去认知和理解西医疾病、病理，同时也借鉴现代医学知识、理论进一步理解和延伸中医理论的应用，将西医的微观指标赋予中医内涵，形成新的中西医理论去指导临床实践。

严教授学术思想总体以阴阳为纲、五行为目、八纲辨证为指导，学术思想注重益气健脾、滋阴补肾，后天与先天并重。在临床辨证、用药时注重阴阳平衡，运用五行"亢则害，承乃制，制则生化"，调解脏腑功能，建立了从肝、心、肺论治肾病的"五行生克制化辨证方法"。严教授注重体质学说，主张诊疗疾病时先辨体质，再辨疾病，最后辨证，体质、疾病、辨证互相参考论治。在中医肾脏诊疗时提出"思维整体辨证论治方法""独立于指标之外的诊疗标准判定""微观与宏观整体辨证"等具体学术理念，细致入微，在中医肾病学术体系中形成独特的诊疗思路与方法。

严教授针对肾脏病临床实践特点，提出传统中医辨证、真伪辨证、体质辨证、微观辨证、特色辨证等辨证方法，几种方法结合使用，往往能够发挥出更好的临床效果。

在具体疾病诊疗方面，严教授也多有创新，如在诊疗膜性肾病时，提出原发性膜性肾病的多维度诊断思想，对膜性肾病的病机认识，并对诊疗过程存在的问题和预防，都有独到的见解。严教授注重疾病诊疗过程中的细节问题，如激素使用过程中出现的辨证的变化，提出阳盛阶段、阳盛衰减阶段、激素维持阶段等 3 个阶段。她在治疗患者时不仅关注疾病本身，还注重评估和治疗患者的心理障碍，如焦虑或抑郁。

严教授在内科疾病诊疗方面也有其特色，强调正气对人体的防御、调节作用。在防控新冠肺炎疫情防控期间，严教授也对新冠肺炎初期、中期、恢复期的诊疗具有独特的经验。

在中医内科学领域，严教授的临床诊疗学术思想广泛覆盖各个专科，特别在中医肾系疾病的诊治技术方面展现出专长。严教授致力于中西医结合治疗肾脏病的临床研究超过 40 年，在医术上精湛、学识渊博，用药方法灵活多变，在中西医结合肾脏病的研究领域不断取得进展，并在临床医疗和教学实践中始终坚持中西医结合、并重的治疗理念。严教授利用中医经典理论来认识和理解西医疾病、病理，并结合现代医学知识、理论来进一步拓展中医理论的应用，将西医微观指标与中医内涵相结合，形成一套中西医理论以指导临床实践。

第二章
医案选编

第一节　肾　衰

病案一　升清降浊降肌酐 ——————————————————————

林某，女，42岁。2022年8月9日首次入院。

主诉：发现泡沫尿6年，血肌酐升高5年。

患者6年前怀孕期间发现排泡沫尿，伴血压升高，最高血压达160/90mmHg，口服降压药控制血压。1年来肌酐波动水平209~239μmol/L，尿酸434μmol/L；尿常规示蛋白质（++），全腹彩超示双肾弥漫性病变，血压波动范围为140~160/80~90mmHg。现症见排泡沫尿，头晕，昏沉感明显，反酸，嗳气，腰部酸痛。舌淡红，苔白腻，脉沉细。

中医诊断：肾衰。

中医辨证：脾肾亏虚，湿浊内蕴证。

西医诊断：慢性肾脏病（CKD4期），肾性高血压，继发性甲状旁腺功能亢进，双肾多发囊肿。

中药予以健脾补肾，祛湿化浊，处方如下。

黄　芪30g	当　归10g	土茯苓15g	虎　杖15g
菟丝子15g	车前子30g	蚕　沙15g	葛　根30g
蒲公英15g	白花蛇舌草15g	丹　参15g	大　黄6g
砂　仁9g	佛　手15g		

3剂。

配合中药灌肠降肌酐治疗，处方如下。

附　子10g	大　黄10g	蚕　沙30g	牡　蛎30g
丹　参30g	蒲公英30g	白花蛇舌草30g	

4剂。

二诊：住院病情稳定，但仍有泡沫尿排出，患者血肌酐水平呈上升趋势，本次血肌酐为240μmol/L，大便偏干，继续中药灌肠。调整中医用药，处方如下。

黄　芪 30g	葛　根 30g	土茯苓 15g	虎　杖 15g
大　黄 6g	蚕　沙 9g	丹　参 30g	路路通 15g
王不留行 15g	肉苁蓉 10g	郁李仁 20g	瓜　蒌 30g
豆　蔻 6g	当　归 10g	党　参 30g	

3剂。

▶ **按语**　患者病情基本稳定，先前症状几乎消失，但仍有泡沫尿，血肌酐呈上升趋势，因此将本次治疗重点放在降低血肌酐水平上。治疗方法以补脾益肾、通腑泄浊为主。减少清热解毒药如蒲公英、白花蛇舌草等，增加路路通、王不留行以活血通络，肉苁蓉、郁李仁温肾利尿、润肠通便，瓜蒌清热润燥滑肠。

本病属于中医"肾衰"范畴，是由于感受外邪、饮食不当、劳倦过度、药毒伤肾、劳伤久病等导致肾元虚衰，湿浊内蕴而发病。患者脾肾亏虚先天不足，后天失养，或劳累过度，或饮食不节，导致脾肾气虚，脾气虚不能运化则水湿内聚或外溢；肾气亏虚，失于蒸腾气化，或失于固摄，则小便量少或小便频频，或精微下泄。久病导致脾肾俱受损，或过用苦寒，导致脾肾阳虚。脾阳虚不能运化水湿，肾阳虚则水液失主，阳虚不能温煦形体则形寒肢冷，气化失司则小便不利。湿浊内蕴肾脏日久，肾元亏虚，脾运失健，气化功能不足，开阖升降失司，则水液内停，泛溢肌肤而为肿，积于胸腹之间，而成胸水、腹水；肾失固摄，精微下泄，而成蛋白尿、血尿；湿蕴成浊，升降失司，浊阴不降，则见少尿、恶心、呕吐。由于患者脾肾俱虚，导致开阖升降失司，水湿内停，所以在健脾补肾的基础上应配合利湿化浊之法。

慢性肾衰竭作为一个复杂的慢性疾病，往往涉及多个脏器的功能失调，后期会出现肾性高血压和血肌酐升高。在中医理论中，肾与脾关系密切，特别是脾的升清降浊功能对肾衰竭的治疗具有关键性作用。脾居中焦，是人体升降之枢纽，负责食物的消化吸收，升清降浊，升清不足则精微物质下泄而成蛋白尿，降浊不力则血肌酐、尿素氮潴留体内。严教授在两次诊病过程中侧重点各不相同，治疗方案的调整是针对患者病情变化的具体情况进行的。患者的肾衰病和脾肾亏虚，湿浊内蕴证均是长期形成的，初诊以黄芪、葛根益气健脾升清，菟丝子、车前子补肾，配合祛湿浊为主，缓解头晕、昏沉、反酸等症状；再次复诊时，患者上述症状基本消失，血肌酐水平较前升高，因此侧重于通腑泄浊，通过活血、通便的方式降低肌酐，同时减少泡沫尿。

慢性肾脏病血肌酐升高时可归属祖国医学"肾衰"范畴。证属脾肾亏虚，湿浊内蕴证，脾失健运，肾失开阖，精微下注，故见泡沫尿；脾肾亏虚，津液运化失常，湿浊内蕴，困阻脾胃，故反酸、嗳气；湿浊上蒙清窍，故头晕、昏沉感明显；腰为肾之府，肾虚则腰部酸痛；舌淡红，苔白腻，脉沉细属本证特点。另外，中药灌肠以清热解毒、通腑泄浊的中药为主，通过灌肠促进药物吸收，促进毒素排泄，从而降低肌酐，疗效快。口服中药分别从升清和降浊两个方面进行，通过对脾脏升清降浊功能的调整，达到降低肌酐的目的，是严教授临床中治疗慢性肾脏病常用的方法。

病案二 活血化瘀解硬化

黄某，女，30岁。2022年1月20日初诊。

主诉：反复排泡沫尿7年余，乏力1周。

患者入院前7年余无明显诱因排泡沫尿，查尿常规示尿蛋白（+++），24h尿蛋白定量为4g；肾穿刺活检，病理示局灶节段性肾小球硬化。予以他克莫司、甲泼尼龙片治疗，此后仍反复排泡沫尿，尿常规复查尿蛋白未减少，1周前患者乏力，排泡沫尿。查肾功能示肌酐160μmol/L。现症见倦怠乏力，排泡沫尿，夜寐欠佳，入睡稍困难，易醒，梦多，平素怕风怕冷，四末欠温，冬季为甚。舌暗红，苔薄白，双脉弦细滑数。查体：血压

164/74mmHg。双下肢可见散在皮肤色素沉着，双下肢无浮肿。慢性病容，神志清楚。

中医诊断：肾衰。

中医辨证：脾肾亏虚，瘀血内阻证。

西医诊断：慢性肾脏病（CKD3期），局灶节段性肾小球硬化。

中药予以健脾补肾，清热利湿，活血化瘀，处方如下。

黄 芪 45g	党参片 15g	太子参 30g	白 术 15g
麦 冬 15g	甘 草 5g	土茯苓 15g	虎 杖 15g
丹 参 15g	赤 芍 15g	路路通 30g	火麻仁 15g
大 黄 10g	厚 朴 10g	葛 根 30g	

4剂。

▶ **按语** 治疗上给予四君子汤，加土茯苓、虎杖解毒除湿；火麻仁、大黄、杏仁利湿润肠通便；丹参、赤芍、路路通、丹参活血行气；葛根生津止渴，通阳活络。

血肌酐升高是慢性肾衰竭的一种表现，本病是由于感受外邪、饮食不当、劳倦过度、药毒伤肾、劳伤久病等导致肾元虚衰，湿浊内蕴而发病。脾肾亏虚先天不足，后天失养，或劳累过度，或饮食不节，导致脾肾气虚，脾气虚不能运化则水湿内聚或外溢；肾气亏虚，失于蒸腾气化，或失于固摄，则小便量少或小便频频，或精微下泄。严教授认为脾胃是升清降浊的中心，脾虚不升清就会出现蛋白尿，降浊不利就会出现血肌酐升高。肾气不固也会出现蛋白尿，患者的中医病机总结即为脾肾亏虚为本，湿浊内蕴为标，而患者虽为壮年女性，但患慢性肾病7年，多为体虚之人，舌暗红，脉细滑，也是本虚之征象。患者病理诊断为局灶节段性肾小球硬化，严教授从微观辨证角度认为硬化为肾脏络脉瘀堵，在慢性肾脏病进展的过程中络脉瘀阻是重要因素，因此治疗的过程中加入活血化瘀药尤为重要。严教授结合现代肾脏病微观诊断进行辨证是对传统辨证方法的创新与发展，微观病理的硬化性、纤维化的改变其根本原因仍是血液运行瘀堵所致，结合患者7年余慢性肾炎病史，久病成瘀，这类长期慢性肾脏病患者治疗过程中应注意活血化瘀治疗。

病案三 细心识因起沉疴

郑某，女，46 岁。2022 年 5 月 27 日初诊。

主诉：发现血肌酐升高 2 年余。

患者入院前 2 年余因乏力、头晕，查肾功能示肌酐 81μmol/L，后多次查血肌酐均波动在 81~89μmmol/L（较当地正常略升高），现症见乏力、头晕，舌质红，苔薄白，脉沉细。既往 10 余年前曾诊断为焦虑状态，平素规律服用帕罗西汀。3 年前发现轻度贫血，10 余天前给予多糖铁治疗。

中医诊断：肾衰。

中医辨证：脾肾亏虚，湿浊内蕴证。

西医诊断：慢性肾脏病（CKD3 期），肾性贫血。

中药予以健脾、补肾填精、活血化瘀，处方如下。

黄　芪 30g	女贞子 15g	酒黄精 15g	白　术 15g
茯　苓 15g	山　药 15g	鹿衔草 15g	车前子 30g
石　韦 15g	路路通 15g	太子参 30g	盐菟丝子 15g
覆盆子 10g			

5 剂。

二诊：患者稍有乏力，无头晕，精神可，纳可、寐安、二便调。患者目前病情有待肾穿刺病理检查进一步明确，目前暂予帕罗西汀抗焦虑，多糖铁补铁治疗。中医辨证论治，增加淫羊藿来补肾壮阳，调整处方如下。

黄　芪 30g	女贞子 15g	黄　精 15g	白　术 15g
茯　苓 15g	车前子 15g	路路通 15g	盐菟丝子 15g
覆盆子 5g	火麻仁 15g	麦　冬 15g	珍珠母 15g
淫羊藿 10g	仙鹤草 15g	太子参 15g	

5 剂。

三诊：行肾穿刺活检病理检查回报示肾小球足细胞节段性融合，肾小球各部位未见明确电子致密复合物，灶性肾小管急性改变。患者目前肾功能异常，肾穿刺活检病理示肾小管病变，使用帕罗西汀出现肾功能损害可见夜尿多、血肌酐升高、与之不相匹配的贫血，予以停用，改予氟哌噻吨美利曲辛片抗焦虑治疗。中医辨证论治，给予中药补益肝肾，处方如下。

黄　芪 15g	酒黄精 15g	白　术 15g	茯　苓 15g
太子参 15g	麦　冬 15g	珍珠母 15g	淫羊藿 10g
仙鹤草 15g	女贞子 15g	玄　参 15g	土茯苓 15g
虎　杖 15g	火麻仁 15g	白花蛇舌草 15g	

7剂。

▶ **按语**　药物引起的慢性肾衰竭是一种相对常见的情况，尤其是在长期或不当使用某些药物的情况下。慢性肾衰竭的一个典型生化标志是血肌酐水平的持续升高，这反映了肾脏清除体内代谢废物能力的下降。药物导致的肾损伤可以通过多种机制发生，包括直接肾毒性、免疫介导的损伤、血液动力学改变导致的肾脏灌注不足，以及通过引起电解质失衡和水分失衡的变化而间接影响肾脏。肾小管间质损伤是最常见的药物引起的肾脏损伤类型，可表现为急性肾小管坏死、间质性肾炎等。损伤可能导致电解质平衡紊乱、酸碱平衡失调和尿液浓缩能力下降。

帕罗西汀是一种选择性5-羟色胺再摄取抑制剂，常用于治疗抑郁症、焦虑障碍等精神疾病。尽管帕罗西汀相对安全，但仍有少数报告指出其可能导致肾功能损伤的副作用，尤其是在长期使用或高剂量使用时。帕罗西汀引起的肾脏损伤可能与其对肾脏血液动力学的影响有关，包括通过影响肾脏血管的血液流动和（或）直接对肾脏细胞造成毒性作用。具体病理表现可能包括肾小管损伤或间质性肾炎，这些损伤会影响肾脏的过滤和排泄功能，导致血肌酐升高，以及可能伴随的电解质和酸碱平衡紊乱。

面对复杂的慢性肾脏病例，严教授凭借丰富的临床经验，精准辨识病因，细心发现患者肾功能损伤的原因与其病情发展不相符，并无明显慢性肾脏病病史，通过细致探究，最终确定药物副作用为致病关键，及时调整治疗方案，减轻了患者的病痛。

严教授中医药治疗药物引起的肾损伤时，注重辨证施治，通过补益肝肾、健脾利湿、活血化瘀等原则，以达到调和阴阳、改善肾脏功能的目的，减轻药物引起的肾损伤症状，提高患者的生活质量。本案严教授根据中医"实则泻之，虚则补之"的原则，脾肾亏虚予以补脾益肾，湿浊内蕴予以祛湿化浊。中药加入白花蛇舌草、土茯苓、虎杖、火麻仁几味清热、利湿、通便的药物，通过降浊来降肌酐。严教授认为治疗肾病的治法为健脾补肾、活血化瘀、利湿降浊，后期调整方药，加入淫羊藿，利用淫羊藿温补肾壮阳，寓意"善补阴者必阴中求阳"，体现了严教授用药严谨，辨证论治的原则。

病案四 通腹泄浊治肾衰

周某，男，53岁。2022年7月19日初诊。

主诉：反复排泡沫尿30余年，腰酸、乏力13年。

患者入院前30年出现排泡沫样尿，伴小便次数增多，查尿常规示尿蛋白（++），24h尿蛋白定量1.3g，予行肾活检示肾小管上皮细胞及肾间质改变，肾动态检测示肾小球滤过率（GFR）左19.6mL/min，右21.0mL/min，后规律于门诊就诊。入院前13年，开始出现腰酸乏力，血压正常。肾功能示血肌酐140μmol/L，不规则于门诊随诊，13年来上述症状反复，血肌酐波动于140~180μmol/L。现症见小便排泡沫尿，腰酸、疲乏，舌质淡，苔白腻，脉沉。

中医诊断：肾衰。

中医辨证：脾肾亏虚，湿浊内蕴证。

西医诊断：慢性肾脏病（CKD3期）。

中药予以祛浊活血益气治疗，处方如下。

虎　杖 15g	土茯苓 15g	荆　芥 10g	太子参 30g
淫羊藿 10g	厚　朴 10g	葛　根 30g	赤　芍 15g
炒白术 15g	火麻仁 15g	麦　冬 45g	路路通 30g
大　黄 6g	黄　芪 45g	当　归 10g	党参片 15g
白花蛇舌草 15g			

4 剂。

二诊：患者诉小便排泡沫尿，腰酸、疲乏，精神、饮食、睡眠尚可，大、小便正常。中药同前，加用中药保留灌肠治疗，灌肠处方如下。

| 大　黄 15g | 白花蛇舌草 30g | 丹　参 30g | 牡　蛎 30g |
| 蚕　沙 30g | 蒲公英 30g | 黑顺片 15g | |

4 剂。

▶ **按语**　患者以"反复腰酸不适乏力、反复排泡沫样尿液"为主症收入院，血肌酐升高，故属于"肾衰"诊断范畴。无恶心、呕吐，无排尿困难，故可排除"关格""癃闭"。患者证属脾肾亏虚，湿浊内蕴证，脾肾亏虚，故见乏力，腰酸不适；脾失健运，肾失开阖，精微下注，故见蛋白尿、尿中泡沫多；舌淡暗，苔白，脉沉细属本证特点。

慢性肾脏病血肌酐升高阶段属于中医"肾衰"范畴，是由于感受外邪、饮食不当、劳倦过度、药毒伤肾、劳伤久病等导致肾元虚衰，湿浊内蕴而发病。脾肾亏虚先天不足，后天失养，或劳累过度，或饮食不节，导致脾肾气虚，脾气虚不能运化则水湿内聚或外溢；肾气亏虚，失于蒸腾气化，或失于固摄，则小便量少或小便频频，或精微下泄。治疗上以补脾肾、去湿浊为主，缓解患者头晕，昏沉感明显，反酸，嗳气，腰部酸痛等症状。

本案严教授诊疗慢性肾脏病肾衰竭的临床思路，首先健脾时注意升提，用黄芪、葛根补气健脾；脾主升清降浊，治疗肾病则利湿化浊，白花蛇舌草、虎杖、土茯苓、大黄等都是利湿化浊的药物；在脾脏升清降浊的同时需要疏肝理气，用荆芥、厚朴的升降作用，来调动脾胃运动，推动气机运行；加入赤芍、当归、路路通活血化瘀，改善肾脏微循环，重构肾脏血运系统。

除了口服中药之外，加上福建省立医院中医科的常用治疗方法，中药保留灌肠治疗，对降肌酐，长期保持肌酐稳定有一定作用。

病案五　健脾补肾护肾衰

陈某，女，66 岁。2020 年 5 月 10 日初诊。

主诉：慢性肾衰竭持续治疗 5 年。

患者慢性肾衰竭持续治疗 5 年，双下肢轻度浮肿。近期生化血肌酐 194μmol/L。日排便 2~3 次，不成形。偶有慢性咳嗽，纳可，二便调。舌淡，苔薄，脉沉细。

中医诊断：肾衰。

中医辨证：脾肾不足、下焦湿热证。

西医诊断：慢性肾脏病（CKD3 期），肾性高血压。

中药予以益气健脾，补肾填精，兼以清利湿浊，处方如下。

黄　芪 45g	土茯苓 15g	山　药 30g	酒萸肉 15g
盐金樱子 15g	盐巴戟天 15g	白　术 15g	大　黄 3g
酒黄精 15g	路路通 30g	白花蛇舌草 15g	赤小豆 30g
防　己 10g	枳　实 15g		

7 剂。

▶　**按语**　严教授根据慢性肾脏病患者的水肿、血尿、蛋白尿等临床表现，将其归属为"水肿""虚劳""腰痛""血尿""关格"等范畴。血肌酐升高时多以脾肾亏虚、气血亏虚为本，夹杂湿热、风邪、血瘀所致。脾的运化水谷精微功能旺盛，则机体的消化吸收功能才能健全，才能为化生精、气、血、津液提供足够原料，使脏腑、经络、四肢，以及筋肉、皮、毛等组织得到充分的营养，故称为"后天之本"。脾生精，肾藏精，则正气存内，邪不可干。无论生理上还是病理上脾肾之间关系密切，既相互资生又相互影响，脾有赖于肾中精气及肾中阴阳的资助，肾中之精有赖于水谷精微，若肾不藏精，脾不升清，则精微物质即随尿下泄出现血尿、蛋白尿，甚至出现血肌酐升高。肾虚蒸化失司，脾虚失运，则水湿内蕴，最终导致腰膝酸软、尿少浮肿、腹胀便溏等脾肾两虚、水湿内停之证。

本案严教授在治疗慢性肾脏病时多从益气健脾，补肾填精入手，兼以清利湿浊为主。多采用大量黄芪益气健脾，白术、茯苓健脾利湿，黄精、山药、山茱萸、巴戟天等填补肾精、温养肾气，并运用土茯苓、大黄、白花蛇舌草、赤小豆清利湿浊，因患者双下肢浮肿本方中应用防己、茯苓利水消肿。全方用药平和，注重长期稳定疗效，多能取得良好效果。

第二节　慢肾风

　风能胜湿消浮肿

王某，女，55 岁。2022 年 1 月 17 日初诊。

主诉：反复排泡沫尿 17 年余，乏力 1 周。

患者于 17 年余前无明显诱因出现排泡沫尿，伴颜面及双下肢浮肿来就诊，诊断为肾病综合征，并行肾穿刺活检，病理示系膜增生改变伴节段毛细血管内增生。予泼尼松、环磷酰胺（累计总量 8.8g）治疗，泼尼松用至 15 年前完全停用。入院前 7 年因感冒后再发排泡沫尿，伴颜面及双下肢浮肿住院治疗，予甲泼尼龙片抗炎等治疗，浮肿消退后出院。出院后定期门诊随诊，丙氨酸转氨酶、天冬氨酸转氨酶轻度升高，乙肝两对半示小三阳，后予以阿德福韦酯胶囊抗病毒治疗。2021 年起，甲泼尼龙片，每次 4mg，每日 1 次，维持量口服。于门诊长期中西药治疗，尿蛋白波动在阴性到微量。1 周前出现乏力，2021 年 1 月 11 日门诊查肝功能示丙氨酸转氨酶 150U/L，天冬氨酸转氨酶 128U/L。现症见乏力，双下肢轻度浮肿，咳嗽、咳痰，痰白量少，舌暗红，苔薄黄稍腻，双脉细。既往子宫浆膜下肌瘤，糖尿病病史 5 年余，高脂血症病史 4 年余。

中医诊断：慢肾风。

中医辨证：脾肾亏虚，湿热内蕴证。

西医诊断：慢性肾小球肾炎（系膜增生性改变伴节段毛细血管内增生、乙肝病毒携带、药物性肝损伤？），类固醇性糖尿病。

中药予以健脾补肾、清利湿热，中药处方如下。

黄　芪 15g	党参片 15g	白　术 15g	茯　苓 15g
甘草片 5g	净山楂 5g	麦　芽 15g	谷　芽 15g

黄芩片 10g　　　北柴胡 5g　　　白茅根 15g　　　荆　芥 10g

防　风 5g　　　牛蒡子 10g　　　茵　陈 15g

4 剂。

▶ **按语**　患者既往以"反复排泡沫样尿"为主诉入院，属于中医学"慢肾风"范畴，患者证系脾肾亏虚证，脾为后天之本主运化，肾为先天之本司开阖。脾肾亏虚，脾失升清多因脾阳虚，中气不足所致。症见面色不华、眩晕、易汗、短气、食少、倦怠、腹胀、便溏或见眼花、视蒙、耳聋、食不知味，舌淡嫩，苔白，脉虚缓等。若因湿浊食滞以致脾气不升，则见头重如蒙、怠倦、不欲食、腹胀或腹痛，舌苔厚腻，脉沉缓。肾失开阖，精微下注，故见尿中泡沫多，乏力。舌暗红，苔薄白，脉细符合本证特点。根据中医"虚则补之"的治疗原则，脾肾亏虚证治以健脾补肾，清热利湿。

慢肾风是中医病名，多因先天正气不足，加之外感风热邪毒，其中肺、脾、肾虚损乃病之本，湿热贯穿病程始终，湿热内蕴，热入血络，故治疗多以健脾补肾、清利湿热、清热凉血之法为要。慢肾风西医指慢性肾小球肾炎，多见蛋白尿、血尿、高血压、肾功能减退等情况，慢肾风需要根据患者的具体病症来治疗，可以使用中药和西药进行结合治疗。如果病情比较轻可以使用中药调理，中药中清热、利湿、泄浊的中药可以降低尿蛋白、稳定肾功能，从而延缓肾功能的衰竭。如果有少量蛋白尿也可以使用血管紧张素转化酶抑制剂类或者血管紧张素受体阻滞剂的药物，可以降低尿蛋白、稳定肾功能。如果有肾功能减退的情况需要积极地进行降肌酐治疗，防止引起尿毒症等并发症。

慢肾风的治疗原则为健脾补肾、清利湿热、清热凉血。患者是由于脾肾亏虚，脾气不能升清，肾气不固导致的反复排泡沫尿伴双下肢水肿。水肿的治疗基本原则为发汗、利尿、泻下逐水。《黄帝内经》说"湿伤内，风胜湿"，自然界的风能吹干湿地，取象比类"诸风药皆能胜湿也"，风能胜湿，风性主动，可以运化脾胃，风药在慢性肾病治疗的过程中运用广泛，因此严教授选用了一些风药治疗慢性肾病，柴胡解热抗炎，荆芥、防风祛风解表，牛蒡子疏散风热，解毒消肿。

病案二 利湿清热促排石

陈某，男，66岁。2022年7月14日初诊。

主诉：反复浮肿、泡沫尿8年余，加重伴咳嗽2周。

患者入院前8年余无明显诱因出现眼睑及双下肢浮肿。查尿常规检查示蛋白质（+++）。生化全套示总蛋白48.0g/L，白蛋白23.20g/L。诊断为肾病综合征，病理诊断为膜性肾病，予泼尼松片调节免疫，并配合降脂、降压、利尿等治疗，长期于当地医院门诊就诊，曾应用环磷酰胺治疗。2周前于感冒后出现面部、双下肢浮肿加重，查尿常规示蛋白质（++++），隐血（红细胞）（+++）。生化全套示总蛋白35g/L，白蛋白19.2g/L，甘油总胆固醇8.41mmol/L，尿酸541μmol/L，B超示多发双肾结石。现症见双下肢轻度浮肿、尿量无明显减少、排泡沫尿，偶有尿痛，舌质淡，苔白稍腻，脉滑。既往高血压病11年。

中医诊断：慢肾风。

中医辨证：脾肾亏虚，湿热蕴结证。

西医诊断：肾病综合征，膜性肾病。

中药予以益气健脾补肾，清热利湿降浊治疗，处方如下。

黄　芪 30g	党参片 15g	白　术 15g	太子参 30g
麦　冬 15g	路路通 30g	赤　芍 15g	丹　参 15g
王不留行 15g	车前草 30g	车前子 30g	茵　陈 30g
薏苡仁 30g	海金沙 15g	金钱草 30g	

4剂。

按语　患者因有并发双肾多发结石，严教授予以路路通、车前草促进利尿通淋；茵陈祛湿化浊；海金沙、金钱草清热利湿排石，通淋止痛；丹参、王不留行活血化瘀。

肾病综合征的发病主要是由肺、脾、肾三脏功能失调、水液代谢失常所致。临床多表现为虚实夹杂证，即以阴阳气血不足特别是阳气不足为病之本，以风邪、水湿、湿热、疮毒、瘀血等为病之标。病位在肺、脾、肾，以脾、肾为主。因外邪而致水肿者，病变部位多责之于肺；因内伤而致水肿或感受外邪日久不愈者，病变多责之于脾、肾。患者反复患病 8 年余，多为体虚之人。对此，严教授的治疗原则重在补益，这为后期病情稳定奠定了基础。

严教授在诊病时发现患者 B 超示有严重的尿路结石，考虑本病病因为肾虚和下焦湿热，其中以肾虚为本，湿热为标。肾纳气主水，与膀胱相表里，《素问·逆调论篇》说"肾者水藏，主津液"，肾虚气化不利，尿液生成与排泄失常，使水湿邪热蕴结于肾与膀胱。慢性肾病久病后湿热蕴结，煎熬日久则形成砂石；结石阻塞尿路，损伤血络则出现血尿，导致患者病情反复。肾虚、湿热及气、血、痰、湿交阻为其基本病理变化。湿热阻滞气机，气机运行失畅，血脉经络不通，热伤血络，血溢脉外，下走阴窍，则出现血尿；湿热蕴结膀胱，则尿频急涩痛；脾肾亏虚，水湿不化，痰瘀交阻，可出现肾积水、肾功能受损。针对此，严教授及时给予效力较大的利湿化浊、排石降脂药物，考虑其脾肾亏虚，仍然以补益为底，使祛邪而不伤正。

慢性肾病日久形成肾结石，肾结石引起炎症后，又会引起患者病情的反复，因此患者患有严重的尿路结石和动脉粥样硬化，其基本发病原因是肾虚日久，下焦湿热所致，所以利湿清热排石是本次辨证治疗的重点。严教授在使用利湿化浊、排石降脂的药物时，增加补益类药物，以补益脾肾为主，祛邪不忘扶正，提供了很好的治疗思路。

病案三 阴阳并补疗肾病 ————————

肖某，女，67 岁。2022 年 2 月 18 日初诊。

主诉：血糖升高 20 年，排泡沫尿 2 月余。

患者于入院前 20 年外院体检发现血糖升高（具体不详），诊断为 2 型糖尿病，2 月前患者无明显诱因出现排泡沫尿，尿常规检查示尿蛋白（＋），诊断为蛋白尿原因待查。现症见排泡沫尿，倦怠乏力，纳可，大便每日 1~2 次，不通畅，小便正常，夜寐可，夜尿 2 次，舌质淡白，苔薄白，脉沉细。

中医诊断：慢肾风。

中医辨证：脾肾阳虚证。

西医诊断：蛋白尿待查，2 型糖尿病肾病，2 型糖尿病，高血压病 2 级（极高危），高尿酸血症。

中药予以温阳、填精补肾，益气健脾为法，处方如下。

黄　芪 30g	党参片 15g	白　术 15g	茯　苓 30g
丹　参 15g	赤　芍 15g	牛　膝 15g	薏苡仁 15g
玉米须 15g	川　芎 10g	熟地黄 15g	仙　茅 15g
淫羊藿 10g	肉　桂 5g	盐菟丝子 15g	枸杞子 15g
覆盆子 15g	五味子 15g	芡　实 15g	车前子 15g

4 剂。

▶ **按语**　患者主要以排泡沫尿为主要临床表现，尿常规示尿蛋白阳性，属于中医"慢肾风"范畴。"慢肾风"多因先天正气不足，加之外感风热邪毒所致，其中肺、脾、肾虚损乃病之本，湿热贯穿病程始终，湿热内蕴，热入血络，故治疗多以健脾补肾、清利湿热、清热凉血之法为要。病久及老年患者常出现脾肾阳虚症状，此患者为老年女性，病程长，平素脾胃虚弱，阳气不足，怕风怕冷，四末欠温，日久伤及肾，清阳不升，肾精不固而下漏，故排泡沫尿，证属脾肾阳虚证，病位在脾、肾。病性属阳虚证。根据中医"虚则补之"原则，治以温阳、填精补肾、益气健脾，方用金匮肾气丸加五子衍宗丸，温补肾阳，化气行水，填精补肾，配合四君子汤健脾益气，用于肾虚水肿，腰膝酸软，小便不利，畏寒肢冷。

中医认为，肾虚分肾阴虚和肾阳虚，阳虚表现的是外在的，肾阴虚表现的是内在的，肾阳虚有怕冷的症状。肾阴虚易早泄遗精，肾阳虚阳痿较多，共同之处是腰酸乏力，四肢酸软等。慢肾风的治疗原则为健脾补肾，活血化瘀。患者是由于脾肾亏虚，脾失转输，肾失气化，水湿停滞泛溢肌肤形成水肿；脾虚不能升清，肾虚不能藏精，精微外泄而出现大量蛋白尿，严教授治疗此类病时常常使用温补肾阳，化气行水的方剂，金匮肾气丸可以补肾阳行水，五子衍宗丸补肾益精，阴阳并补；同时配合健脾益气恢复脾脏升清功能，脾肾同调方能达到良好效果。

病案四 升提健脾降蛋白

刘某，男，36岁。2020年4月22日初诊。

主诉：小便泡沫多4月余。

患者4月前因小便泡沫多查尿常规示尿蛋白（++）、尿隐血（+++），诊断为慢性肾小球肾炎，未经系统诊治。查体：血压140/90mmHg，双下肢无明显水肿。尿常规示尿蛋白（++），尿隐血（++）。现症见乏力，腰痛，食欲不振，食后腹胀，眠可，大便软而不实。舌红，苔白腻，脉沉弱。

中医诊断：慢肾风。

中医辨证：脾肾气虚夹湿证。

西医诊断：慢性肾小球肾炎。

中药予以益气升提，健脾利湿治疗，处方如下。

党　参15g	白　术15g	茯　苓15g	炙甘草5g
陈　皮10g	白扁豆15g	山　药15g	熟地黄15g
黄　芪30g	葛　根30g	升　麻10g	女贞子15g
旱莲草30g	茜　草15g	仙鹤草15g	山茱萸15g

14剂。

二诊：服药后乏力腰痛减轻，偶腹胀，舌红苔薄白，脉沉细。尿常规示尿蛋白（-），尿隐血（+）。上方去女贞子、仙鹤草，加肉豆蔻6g，砂仁6g，防风10g。继服14剂。随证加减巩固治疗，半年后随访，患者症状消失，多次复查尿蛋白、尿隐血均阴性。

▶ **按语** 本案属中医学"慢肾风"范畴,多因脾肾亏虚,湿热下注所致。《灵枢·口问》曰"中气不足,溲便为之变",脾虚运化失常,气血津液既不能上注于肺而输布全身,又不能下输于肾而藏之,则清阳不升,精微流注,形成蛋白尿。脾虚失摄,脾不统血,出现血尿。脾虚风动,可见小便有泡沫。脾虚后天不足,生化之源匮乏,无以资养先天,出现倦怠无力、腰痛等虚劳征象。脾虚酿生湿浊,出现纳呆、腹胀、便溏。

本案严教授治疗以益气升提,健脾补肾为主,同时兼以化湿,以参苓白术散为基础方加减。方中党参、白术、茯苓、白扁豆、黄芪益气健脾渗湿,陈皮健脾理气,并用升麻、葛根升举中气,熟地黄、山药、山茱萸益肾填精,女贞子、旱莲草滋阴止血,茜草化瘀止血,仙鹤草补虚止血,炙甘草健脾和中,调和诸药。诸药合用,益气升提,健脾补肾,渗其湿浊,复脾健运之职,则诸症自除。

病案五 西洋参维固肾元

邓某,女,33岁。2020年9月30日初诊。

主诉:慢性肾小球肾炎持续治疗5年。

患者慢性肾小球肾炎持续治疗5年,满月脸;激素目前已撤用。夜寐尚可。今日尿常规示尿蛋白(+)。手臂酸痛。月经基本正常,末次月经为2020年9月7~16日,量中等。白带稍多。纳可,二便调,舌淡,苔白腻,脉细。

中医诊断:慢肾风。

中医辨证:脾肾不足证。

西医诊断:慢性肾小球肾炎。

中药予以健脾补肾,处方如下。

白 术 15g	党参片 15g	车前子 15g	覆盆子 5g
芡 实 30g	酒萸肉 15g	白花蛇舌草 15g	山 药 30g
牛蒡子 10g	黄 芪 60g	蝉 蜕 5g	蝉 花 10g
薏苡仁 30g	白茅根 30g	赤小豆 30g	西洋参 10g

14剂。

二诊：夜寐尚可，稍纳差，二便调，舌质淡，苔白稍腻，脉沉细。

中药予以健脾补肾，加用升举脾胃阳气，处方如下。

白　术15g	党参片15g	车前子15g	覆盆子15g
芡　实30g	酒萸肉15g	山　药30g	黄　芪30g
薏苡仁30g	麦　冬15g	蒸五味子10g	醋龟甲30g
升　麻5g	北柴胡5g	葛　根30g	西洋参10g

14剂。

▶　**按语**　慢性肾炎患者维持治疗过程中常配伍健脾益气、滋阴补肾药，严教授在临床用药中，感受到仅仅运用常规健脾补肾药物常常难以取得更好的疗效，在这种时候严教授常常选用西洋参搭配治疗。

西洋参，又名洋参、西参、花旗参、西洋人参、广东人参。祖国医学认为，西洋参味甘、苦，性凉，入心、肺、肾三经，具有补肺降火、益气养阴、生津滋阴、安神除烦等功效。凡虚烦燥火、咽干口渴、咽痛失音、倦怠乏力、咳嗽喘促、胃燥津伤及烟酒过多、食欲不振等皆可用之。《本草从新》言其"补肺降火，生津液，除烦倦，虚而有火者相宜"。西洋参可补气养阴，清热生津。严教授认为西洋参的药性比较缓和，副作用相对也较少，四季都可以应用，适合慢性肾炎患者维持治疗阶段辅助使用。

病案六　软坚散结顾微观

陈某，男，42岁。2020年10月29日初诊。

主诉：肾病综合征持续治疗半年余。

患者肾病综合征持续治疗，外院肾穿刺检查，病理示膜性肾病、肾小管间质纤维化。目前应用甲泼尼龙片、环孢素治疗，血凝正常。现症见双下肢轻度紫癜，纳可，睡眠可，二便调。舌质淡，苔薄白，脉沉细。

中医诊断：慢肾风。

中医辨证：肝肾阴虚证。

西医诊断：肾病综合征，膜性肾病。

中药予以健脾补肾，通络散结，处方如下。

黄　芪 30g	太子参 30g	麦　冬 15g	地　榆 30g
女贞子 15g	枸杞子 15g	芡　实 30g	莲　子 30g
玉米须 30g	益智仁 10g	醋鳖甲 30g	赤小豆 30g
杜　仲 15g	制何首乌 15g	玄　参 15g	丹　参 30g

4 剂。

二诊：病情稳定，稍纳差，睡眠可，二便调，舌质淡，苔白稍腻，脉沉细。中药继续予以健脾补肾，通络散结，处方如下。

黄　芪 30g	太子参 30g	麦　冬 15g	地　榆 30g
女贞子 15g	枸杞子 15g	芡　实 30g	莲　子 30g
玉米须 30g	益智仁 10g	醋鳖甲 3g	赤小豆 30g
杜　仲 15g	赤　芍 10g	三　棱 10g	莪　术 10g

14 剂。

按语　严教授在长期的临床观察中发现，慢性肾炎治疗的过程中病情及中医的辨证变化有一定的规律。随着年龄增长，脾肺气虚证的比例呈下降趋势，脾肾阳虚证的比例呈上升趋势，在湿热、寒湿、瘀血、风热等兼证中，以湿热和血瘀证最为常见。严教授将传统中医学宏观辨证与西医学微观流行病学调查结合，发现两者确实存在一定的关联性，不但提高了中医辨证的科学性、规范性、准确性，而且对于疾病的发展和转归起到了预见性的作用。如此例患者病理指标上有肾小管间质纤维化，严教授认为肾脏病表现出来的一些病理变化与中医血瘀证类似，如肾小管间质纤维化、肾小球局灶节段性硬化等病理变化是肾脏络脉瘀阻所致，在治疗上常予以加用活血化瘀、软坚散结等药物治疗，如鳖甲、三棱、莪术等。

病案七　阴阳平衡调失眠

程某，女，52 岁。2020 年 9 月 1 日初诊。

主诉：慢性肾小球肾炎持续治疗 1 年余。

患者慢性肾小球肾炎持续治疗 1 年余，双下肢足面浮肿消退，尿常规各项阴性，改激素甲泼尼松片，每次 4mg，每周 2 次。满月脸已消退。现症见足心热，纳食可，便通，夜寐欠佳。舌淡，舌苔白腻，脉细。

中医诊断：慢肾风。

中医辨证：脾肾气虚证。

西医诊断：慢性肾小球肾炎。

中药予以健脾补肾，处方如下。

干石斛 15g	生地黄 15g	醋鳖甲 30g	麦　冬 15g
太子参 30g	党参片 15g	白　术 15g	制陈皮 10g
当　归 10g	赤小豆 30g	玉米须 30g	砂　仁 6g
木　香 9g	牛蒡子 10g	大青叶 10g	

14 剂。

二诊：寐欠佳，足心热。稍纳差，二便调，舌质淡，苔白稍腻，脉沉细。

中药予以健脾补肾，滋阴平肝，处方如下。

生地黄 15g	酒萸肉 15g	茯　神 15g	骨碎补 15g
补骨脂 10g	栀　子 10g	太子参 30g	麦　冬 15g
蒸五味子 10g	制陈皮 10g	党参片 15g	白　术 15g
黄　芪 30g	枸杞子 30g	菊　花 10g	

14 剂。

▶ **按语**　慢性肾脏病的治疗过程中常常会出现一些并发症状，这些症状可能与肾脏病本身有关，也有可能与治疗过程中产生的副作用有关，也有可能与患者体质本身及年龄状态有关。但不论怎样，严教授在治疗疾病时常强调把握疾病的基本病机，如此患者失眠，足心热，认为失眠的基本病机是阳不入阴，而阳不入阴的原因可以从多方面考虑：①患者使用糖皮质激素，舌苔白腻，为湿热阻滞之征象，而导致阳不入阴。②患者本身足心热，阴虚，而产生阴不涵阳，导致阳不入阴。治疗时也时常分步骤进行，如有湿热蕴结的可以先用牛蒡子清热解毒，木香、砂仁、二陈汤等理气化湿，再予以滋阴补肾、育阴涵阳，从而起到治本的作用。

第三节 水 肿

病案一 滋水涵木调肝肾

俞某，男，41 岁。2021 年 5 月 17 日初诊。

主诉：反复双下肢浮肿 27 年，再发 1 周。

患者入院前 27 年出现泡沫样尿伴双下肢眼睑浮肿，尿常规示蛋白（+++），隐血（+）。行肾穿刺活检，病理示肾病综合征、IgM 肾病。先后经予泼尼松、环磷酰胺及配合中药等治疗后，水肿消退，尿常规正常。其间病情多次复发，曾予泼尼松、环磷酰胺及配合中药治疗病情好转。近 1 周因疲劳后再次出现双下肢浮肿，伴排泡沫尿，当地医院查尿常规示尿蛋白（+++）。现症见双下肢轻度浮肿，泡沫尿，偶有乏力、头晕，舌淡暗，苔薄少，脉沉。既往高血压病史 12 年。

中医诊断：水肿。

中医辨证：肾阴不足，肝阳上亢证。

西医诊断：肾病综合征，IgM 肾病，高血压病 2 级（中危）。

中药予以健脾补肾，疏肝清热，处方如下。

黄 芪 30g	白 术 15g	酒黄精 15g	麦 冬 15g
女贞子 15g	盐菟丝子 15g	车前子 15g	覆盆子 15g
茯 苓 15g	赤 芍 15g	太子参 15g	北柴胡 10g
白 芍 15g	郁 金 15g	黄芩片 10g	茵 陈 15g

4 剂。

▶ **按语** 水肿是指因感受外邪，饮食失调，或劳倦过度等，使肺失宣降通调，脾失健运，肾失开阖，膀胱气化失常，导致体内水液潴留，泛滥肌肤，以头面、眼睑、四肢、腹背，甚至全身浮肿为临床特征的一类疾病。本病发病率较高，中医药治疗具有良好的疗效。本病在《黄帝内经》中称为"水"，并根据不同症状分为风水、石水、涌水。《灵枢·水胀》对其症状作了详细的描述，如"水始起也，目窠上微肿，如新卧起之状，其颈脉动，时咳，阴股间寒，足胫肿，腹乃大，其水已成矣。以手按其腹，随手而起，如裹水之状，此其候也"。至其发病原因，《素问·水热穴论篇》指出："故其本在肾，其末在肺。"《素问·至真要大论篇》又指出："诸湿肿满，皆属于脾。"可见在《黄帝内经》时代，对水肿病已有了较明确的认识。《金匮要略》称本病为"水气"，按病因、病证分为风水、皮水、正水、石水、黄汗五类。又根据五脏证候分为心水、肺水、肝水、脾水、肾水。至元代《丹溪心法》才将水肿分为阴水和阳水两大类，指出，"若遍身肿，烦渴，小便赤涩，大便闭，此属阳水；若遍身肿，不烦渴，大便溏，小便少，不涩赤，此属阴水"。中医治疗水肿，主要通过辨证论治，不同的证型具有不同的治疗方法，基本原则为发汗、利尿、泻下逐水。

长期使用糖皮质激素后，过度消耗肾中阴液，肾藏精，主水，其阴液为体内阴液之本。消耗过度又不能得到适当的补充，形成肾阴不足的状态。肾阴不足会导致体内阴阳失衡，阴不足以涵阳，进而导致阳相对上亢，无法上涵肝木，肝阳因而失去抑制，出现上亢状态。肝在中医理论中主疏泄、藏血，肝阳上亢则可能导致血液循环不畅，进一步影响全身气血运行，造成诸如头晕、头痛等肝阳上亢的临床表现。

此患者以"反复双下肢浮肿"为主症收入院，故属于中医学"水肿"诊断范畴。患者反复使用糖皮质激素类药物，阳热耗阴，证属肾阴不足，水不涵木，肝阳上亢，从而出现头晕，患者久病体虚，脾肾气虚，脾失健运，肾失开阖，无力输布津液，停滞于体内，故见反复浮肿，肾阴不足故见腰酸不适。精微下注，故见有蛋白尿。久病入络，故见舌淡暗。苔薄少，脉沉属本证特点。严教授治疗上以填精补肾、疏肝清热、益气健脾为主。

方用五子衍宗丸合小柴胡汤加减，五子衍宗丸加黄精滋阴填精补肾，小柴胡汤加茵陈以疏肝清热。严教授巧妙利用肾与肝的五行相生关系，在木旺的情况下，通过滋水涵木法，同时配合小柴胡汤清肝热的方法进行治疗，灵活辨证，从根本病机上治疗慢性肾脏病出现的各种复杂情况。

病案二　大量黄芪降蛋白

张某，男，60 岁。2022 年 5 月 12 日初诊。

主诉：反复双下肢浮肿 3 个月。

患者以双下肢浮肿就诊当地医院，行肾穿刺活检，病理报告示膜性肾病（Ⅱ期）。2022 年 5 月 12 日查血总蛋白 44g/L，白蛋白 24g/L，球蛋白 19.77g/L。现症见双下肢浮肿，舌边尖红，苔白，脉沉。既往高血压病史 1 年。

中医诊断：水肿。

中医辨证：脾气虚弱，肾阴亏虚证。

西医诊断：肾病综合征，膜性肾病。

中药予以益气健脾、滋阴补肾、利尿消肿，处方如下。

黄　芪 75g	党　参 30g	白　术 30g	葛　根 30g
制陈皮 10g	车前子 30g	玉米须 45g	太子参 30g
麦　冬 45g	酒萸肉 15g	熟地黄 30g	醋鳖甲 30g
川牛膝 15g	薏苡仁 15g	芡　实 30g	

14 剂。

用药后血总蛋白、白蛋白、球蛋白的数值波动增长，2023 年 2 月 22 日，血总蛋白 64g/L，白蛋白 37.6g/L，球蛋白 26.6g/L。患者从接受治疗到治愈历经 10 月余，其间血白蛋白有波动下降，严教授几次想给予患者激素治疗，后与患者协商，并鼓励患者坚持中药治疗。

按语　患者肾病综合征，双下肢体水肿反复发作。严教授治疗遵循益气健脾、滋阴潜阳、利水消肿的治疗思路。选用太子参、黄芪、党参、白术、陈皮益气健脾；配伍葛根、麦冬养阴清热生津；薏苡仁、芡实、车前子、玉米须补肾健脾，利尿消肿。治疗期间自觉上火、牙痛、舌边尖红、脉沉，考虑阴虚，肾阴亏虚，心肾不交，虚火上炎。酒萸肉、熟地黄、醋鳖甲补肾阴，滋阴平肝潜阳；牛膝益肾、引诸药下行。本案中严教授大量使用黄芪达75g，不仅可以减轻蛋白尿的症状，还能从根本上改善患者脾气虚的基本状态，延缓病情的进展。

黄芪作为一种典型的益气药，不仅能够增强体质，提升机体的自我修复能力，还具有改善血液循环、提高血蛋白水平的功能。在《神农本草经》中就有"主补中，益气力，长肌肉"之说，充分说明了黄芪在补益方面的重要价值。结合严教授本案的治疗过程，黄芪的大量使用是本案治疗成功的关键所在，同时与其他药物如党参、白术等益气健脾药同用，配合滋阴补肾、利尿消肿的药物，形成了一个全面调理肾功能，特别是针对蛋白尿这一症状的整体治疗方案。

行医过程中当"有时治愈、常常帮助、总是安慰"，本例患者前后治疗时间跨度大，且治疗过程中3种蛋白指标反复异常，难免会引起患者心理焦虑。严教授几次与患者沟通，并给予鼓励安慰，使患者能持续接受中药方案治疗。最终在双方共同坚持的情况下，3种蛋白指标恢复正常，尿蛋白阴性，血肌酐恢复正常，用中医手段最终达到西医治愈标准。由此可见，中医药治疗过程中医师的不断鼓励也是患者恢复健康必不可少的因素。

病案三 　肝肾同调治肾综

林某，女，21岁。2020年7月24日初诊。

主诉：肾病综合征3年。

患者于2017年出现颜面浮肿，就诊当地医院查24h尿蛋白4.9g，血白蛋白21g/L，诊断为肾病综合征。予大剂量泼尼松治疗后，症状完全缓解，但泼尼松撤减至每日20mg时出现病情反复。3年来如此反复3次，遂来求诊。现服用泼尼松每日20mg，尿蛋白（＋），24h尿蛋白0.4g。患者精神紧张，心烦，睡眠差，时有恶心，胃脘不适，月经量少推迟，大便黏滞，舌质淡，苔薄，脉弦。

中医诊断：水肿。

中医辨证：肝气郁结，肾阴亏虚证。

西医诊断：肾病综合征。

中药予以疏肝理气，滋阴补肾，处方如下。

柴　胡 10g	白　芍 10g	郁　金 10g	佛　手 10g
丹　参 15g	百　合 15g	乌　药 10g	牡丹皮 10g
桂　枝 5g	黄　芩 10g	香　附 10g	炙甘草 6g
黄　精 15g	女贞子 15g	麦　冬 15g	玄　参 15g
黄　芪 30g			

14 剂。

二诊：睡眠可，仍有胃胀，大便成形。尿蛋白（－），24h 尿蛋白 0.23g。予泼尼松、缬沙坦等对症治疗。中药加枳壳 10g。14 剂，水煎服。后依前法继续撤减泼尼松，中药守方随症略加减。

三诊：蛋白尿完全消失，停服泼尼松。

随访至今病情无反复。

▶　**按语**　方中柴胡、郁金、香附疏肝气以解郁。白芍、百合养肝阴以柔肝。黄芩味苦可坚肾固摄。佛手、乌药理气和胃。丹参活血化瘀，桂枝温阳化气，黄精、女贞子、麦冬、玄参滋阴补肾，炙甘草调和诸药。共奏疏肝理气、滋阴补肾、和胃健脾之功。其中药对柴胡、白芍具有疏肝、柔肝之功效，既能治肝疏泄太过之肝气逆，又可治疗肝疏泄不及之肝气郁，肝失疏泄是此例肾病综合征治疗过程中重要的可逆致病因素，往往贯穿于该病发生、发展及终末的全过程。从肝论治是肾病综合征治疗中应予重视的治疗方法。患者长期使用糖皮质激素治疗，后期出现气阴两虚的状态，这时严教授常常予以滋阴补肾配合黄芪，改善患者体质，增强免疫力，有利于激素的顺利撤减。

第四节　虚　劳

病案一　脾肾并补生血法

林某，女，47岁。2022年2月17日初诊。

主诉：乏力、头晕1个月。

患者1个月前月经来潮后渐出现乏力、头晕，月经淋漓不断，起初未予重视，昨日查血常规示红细胞计数 $2.67 \times 10^{12}/L$，血红蛋白48g/L。为求系统中西医结合诊治来就诊，拟重度贫血收治入院。入院症见乏力、头晕，月经淋漓不尽。既往多次因月经量过多出现贫血，查血红蛋白波动于90~100g/L。有子宫肌瘤病史，剖宫产手术史。

中医诊断：虚劳。

中医辨证：血虚证。

西医诊断：重度贫血。

中药予以健脾补肾，填精生血，处方如下。

黄　芪 60g	党参片 15g	白　术 15g	茯　苓 15g
酒黄精 15g	鸡血藤 30g	盐菟丝子 15g	枸杞子 15g
补骨脂 10g	当　归 10g	阿　胶 20g	麦　冬 45g

3剂。

▶　**按语**　患者中年女性，反复乏力、头晕1年，结膜、口唇黏膜苍白，多次测血常规示小细胞低色素性贫血，目前考虑缺铁性贫血可能，同时患者此次发病前有月经量多，周期延长，故需要考虑失血性贫血。严教授参考全国名中医郁仁存教授的升血汤进行加减，升血汤是治疗肿瘤患者贫血时的方剂，原方主要由黄芪、黄精、鸡血藤、枸杞子、菟丝子、白术、茯苓等构成，取法肾主骨生髓，脾为后天之本、气血化生之源，五谷化生血液，精血同源，脾气化生血液的最终源头仍是肾精，补肾填精能够更好地让脾脏化生血液，脾肾并补，益气升血。严教授在升血汤的基础上加入当归养血补血，补骨脂补肾，阿胶血肉有情之品补血，并在温补药物之间加入甘寒之麦冬调节整个处方药性，避免燥热。

严教授用药灵活精到，遵循急则治其标，缓则治其本的治疗大法，先止血后生血。本次治疗重在补益气血。因患者处于围绝经期，"七七，任脉虚，太冲脉衰少，天癸竭，地道不通"，故而在治疗中重点在于补肾养血，调摄冲任。

病案二 兼容并蓄治崩漏

司某，女，32 岁。2022 年 7 月 20 日初诊。

主诉：月经淋漓不尽 1 月余，加重伴乏力、头晕 1 周。

患者 1 月前月经来潮后淋漓不断，持续约半个月，10 日前再次月经来潮，月经量多，昨日于门诊查血常规示红细胞计数 2.55×10^{12}/L，血红蛋白49g/L，红细胞压积 0.178。疲乏，头晕、颜面、四肢轻度浮肿，舌质淡白，苔薄白，脉沉细。既往膜性肾病（Ⅲ期）史，妊娠高血压病史。

中医诊断：虚劳。

中医辨证：气血亏虚证。

西医诊断：重度贫血，膜性肾病。

中药予益气养血，养阴生津，处方如下。

黄　芪 30g	太子参 30g	麦　冬 20g	艾叶炭 10g
当　归 10g	侧柏炭 30g	熟地黄 10g	白　芍 10g
川　芎 6g	淫羊藿 10g	枸杞子 15g	杜　仲 10g

4 剂。

二诊：患者诉疲乏，头晕较入院时候明显好转，昨日月经已停止。中医辨证施治，以益气健脾、补肾养血为法，处方如下。

黄　芪 30g	茯　苓 30g	太子参 30g	白　术 15g
白　芍 15g	熟地黄 30g	当　归 10g	鸡血藤 15g
枸杞子 30g	盐菟丝子 30g	麦　冬 30g	玉米须 30g

6剂。

三诊：患者无诉疲乏、头晕，中药继续予益气健脾、补肾养阴，在上方基础上调整处方如下。

黄　芪 30g	茯　苓 30g	太子参 30g	白　术 15g
当　归 10g	白　芍 15g	熟地黄 30g	鸡血藤 15g
枸杞子 30g	盐菟丝子 30g	麦　冬 30g	玉米须 30g
党参片 30g	五味子 10g		

4剂。

▶ **按语**　虚劳以脏腑功能减退、气血阴阳亏损所致的虚弱、不足的证候为其特征，在虚劳共有特征的基础上，由于虚损性质的不同而有气、血、阴、阳虚损之分。患者因久病所致素体虚弱，体倦乏力、声音低微、面色淡白无华，加之饮食失节、劳累久思，损伤脾气，脾虚致使中气不足，冲任不固，血失统摄，致月经过多；淋漓不尽，致气血亏虚，血虚不容颜面，故见面色苍白；气虚故见倦怠、乏力，气虚中阳不振，故神疲肢倦、气短懒言；气血亏虚，清窍失养，故见头晕乏力；气血亏虚，心脉失养，故见胸闷、心悸；平素月经量多，耗气伤血。舌淡，苔白，脉沉细为气血亏虚之征。

本案严教授遵循益气养血之法，故选用四物汤合生脉饮加减。熟地黄养血滋阴，当归、白芍补血养肝，川芎活血行滞，红参补肺气，益气生津；麦冬养阴清肺而生津，五味子敛肺止咳、止汗，为佐药。3味药合用，共成补肺益气，养阴生津之功。人参、麦冬、五味子益气护脉、养阴生津。

严教授认为对于虚劳血虚的治疗，以补血为基本原则，补血可以通过补气、健脾、补肾。治疗过程中必当四诊合参，不能放过任何一丝细节，中医治病大可不必拘泥于西医实验室指标。正如《素问·三部九候论篇》

说"虚则补之"，在进行补益的时候，用方参考生血汤进行加减，黄芪补气升阳、益卫固表，黄精补脾润肺，养阴生津，方中用熟地黄替代，鸡血藤、枸杞子、菟丝子养阴补血。从先天肾和后天脾同时进行补气补血，可治疗患者的虚劳血虚，是严教授对症治疗的体现，也是严教授兼容并蓄的治学理念的体现。

第五节　痹　证

病案　活血通络疗痹证

严某，男，74 岁。2022 年 3 月 25 初诊。

主诉：反复关节肿痛 2 年余，再发 1 个月。

患者 2 年前出现关节肿痛，累及双侧腕关节、双侧膝关节、双侧肩关节，伴晨僵，呈对称性，关节痛反复发作。1 个月前住院期间查类风湿因子 2680.0U/mL、抗瓜氨酸抗体 170.3RU/mL。C 反应蛋白 32.70mg/L。血沉 82mm/h，诊断为类风湿关节炎，予塞来昔布对症止痛等治疗，疼痛好转不明显。现症见四肢酸痛，乏力，偶有咳嗽、咳痰，伴吞咽不适。舌红，苔少，脉沉涩。

中医诊断：痹证。

中医辨证：风湿痹证。

西医诊断：类风湿关节炎，肝功能异常。

中药益气养阴、活血通络、止痛，处方如下。

黄　芪 30g	黄　精 15g	玉　竹 15g	女贞子 15g
白　术 15g	黄　柏 6g	苍　术 10g	牛　膝 15g
薏苡仁 30g	徐长卿 15g	桑　枝 15g	威灵仙 15g
鸡血藤 30g	淫羊藿 10g	麦　冬 30g	五味子 10g

14 剂。

▶　**按语**　痹证是指人体机表、经络因感受风、寒、湿、热等邪气引起的以肢体关节及肌肉酸痛、麻木、重着、屈伸不利，甚或关节肿大灼热等为主症的一类病证。临床上有渐进性或反复发作性的特点。主要病机是气血痹阻不通，筋脉关节失于濡养所致。患者反复关节疼痛，属于中医"痹证"范畴。患者无肌肉萎缩的症状，故不属于中医"痿证"范畴。患者证属风湿痹证，患者素体脾气虚弱，久病风湿阻络，故见关节固定疼痛。舌红，苔少，脉沉涩为之征象。

患者反复关节疼痛，属风湿痹证，患者素体脾虚，久病生湿，风湿阻络，故见关节固定疼痛。不通则痛，再根据患者舌红，苔少，脉沉涩，治法应为益气养阴，活血通络止痛。严教授选用黄芪、黄精、玉竹、女贞子、麦冬、五味子益气养阴，脾虚生湿，用四妙散，即苍术、黄柏、牛膝、薏苡仁清热祛湿，用徐长卿、桑枝、威灵仙、鸡血藤等治疗风湿阻络；淫羊藿温肾阳，也可祛风湿。

第六节 尿 浊

病案 健脾利湿治尿浊 ——————————

陈某，女，64 岁。2021 年 7 月 14 日初诊。

主诉：持续乳糜尿半年余。

患者持续乳糜尿半年余，控制饮食无效。患者为求中药保守治疗前来就诊。现症见乳白色尿液，舌质淡，苔薄白稍腻，脉沉。

中医诊断：尿浊。

中医辨证：脾肾不足，湿浊内蕴证。

西医诊断：乳糜尿。

中药予以健脾补肾、清热利湿，处方如下。

败酱草 15g	绵萆薢 10g	石菖蒲 10g	乌 药 10g
甘 草 5g	益智仁 20g	车前子 30g	盐金樱子 15g
芡 实 30g	莲 子 30g	牡丹皮 10g	黄 芪 60g
党 参 30g	白 术 15g	升 麻 5g	北柴胡 5g
当 归 5g	制陈皮 10g	诃 子 10g	地 榆 30g

7 剂

▶ **按语** 西医乳糜尿属中医"尿浊"范畴，以湿热和脾肾亏虚为主要病因。乳糜尿是由于各种原因引起的乳糜池或者胸导管阻塞，远端淋巴管高压、曲张、破裂与尿路交通所致，曲张的淋巴管可以穿破人的肾盏、输尿管及膀胱。常见于乳糜尿、丝虫病等，乳糜尿偶尔会与其他的尿路症状相关，包括腰痛和血尿。西医治疗乳糜尿先是采取保守的措施，即改变饮食，如果无效，再采取手术治疗，手术治疗可能复发。

　　本病的病机为湿热下注，脾肾亏虚。多由过食肥甘油腻食物，脾失健运，酿湿生热，或某些疾病（如血丝虫病）病后，湿热余邪未清，蕴结下焦，清浊相混，而成尿浊。或热盛灼络，络损血溢，则尿浊伴血。如久延不愈，或屡经反复，湿热邪势虽衰，但精微下泄过多，导致脾肾两伤，脾虚中气下陷，肾虚固摄无权，封藏失职，病情更为缠绵。此外，脾肾气虚阳衰，气不摄血，或阴虚火旺，伤络血溢，还可引起尿浊夹血。中药疗效较好。乳糜尿患者经常会复发，少则半年，多则七八年，多因嗜食肥腻食物，或劳累过度，使本病加重或复发。

　　患者老年女性，乳糜尿半年余，辨病因病机为湿热蕴结下焦，老年之人多脾肾亏虚，运化功能受限，影响清气上升浊气下降，因此尿液浑浊。严教授最初建议患者直接行手术治疗，患者拒绝并强烈要求中药治疗。

　　严教授治疗乳糜尿时经方联合运用，认为乳糜尿的产生与脾的功能有很大的关系，因为脾主升清降浊，脾不升清则浊沉。治法一要补肾，二要健脾，加上凉血止血，常选用补中益气汤加减。本案严教授予以程氏萆薢分清饮温肾祛湿、分清降浊；配合补中益气汤补中益气、升阳举陷，使阳气以升，浊气以降；使用败酱草、地榆清热解毒；萆薢、石菖蒲、车前子、牡丹皮清热利尿，利湿去浊，活血化瘀；乌药、诃子、益智仁、金樱子、芡实、莲子温肾散寒、固精缩尿；黄芪、党参、白术、升麻、柴胡、当归、陈皮、甘草片补中益气。处方用药精准独到，用药1个月后患者尿液乳白色消失。

第七节 不 寐

病案 清心除烦治失眠

黄某，女，54岁。2009年2月12日初诊。

主诉：醒后难入睡1周。

患者15年前因半夜醒来再难入睡，心烦，咽中有痰前来就诊。现症见舌红，苔薄白稍腻，脉细。

中医诊断：不寐。

中医辨证：痰热扰心证。

西医诊断：失眠。

中药予清热化痰、清心除烦，处方如下。

陈　皮10g	半　夏10g	茯　苓15g	炙甘草10g
竹　茹20g	胆南星10g	百　合30g	生　地15g
淡豆豉18g	栀　子10g	桂　枝10g	白　芍15g
龙　骨30g	牡　蛎30g	党　参15g	

4剂。

> **按语** 不寐是以经常不能获得正常睡眠为特征的一类病证，主要表现为睡眠时间、深度的不足。轻者入睡困难，或寐而不酣，时寐时醒，或醒后不能再寐；重则彻夜不寐。其病因病机包括饮食不节，情志失常，劳倦、思虑过度及病后、年迈体虚等因素，导致心神不安，神不守舍。不寐病位主要在心，"神不安则不寐"，与肝、脾、肾关系密切。如思虑、劳倦伤及诸脏，精血内耗，心神失养，神不内守，阳不入阴，每致顽固性不寐。本病例患者自述主要表现为心烦、咽中有痰，由此两点判断其证型为痰热

扰心,痰聚集体内,久而化热,热扰心神,故而不寐。严教授详辨病因,治疗上采用中药治疗,遵循清热化痰、清心除烦的治疗思路。本患者由于痰热耗伤阴液,故加百合地黄汤以补阴;又因患者脉细,考虑痰热耗气动血,加党参以益气扶正,由此可见严教授诊病可谓细致入微。再者患者心烦,此因热扰心神,同时阴虚不能潜阳所致,对此,严教授用栀子豉汤以清心除烦配合桂枝龙骨牡蛎汤以滋阴潜阳、重镇安神。方中采用半夏、竹茹、茯苓、甘草以温胆汤打底理气化痰清热,再加百合、地黄、白芍以滋阴,栀子、淡豆豉以清热除烦,加桂枝、龙骨、牡蛎以潜阳安神,最后加党参益气扶正。本病患者反馈,治疗效果非常好。彼时自述半夜醒来难以入睡,是典型不寐症的表现。患者心烦、咽中有痰,综合四诊,舌滑、苔薄、脉细,提示内有痰湿,热扰心神,脉细为气血亏虚,久热耗气动血,不寐,痰热扰心,治疗上综合考虑采用以上方剂组合,4剂药后症状即消失,由此可见选方用药之重要性。

第八节　口　疮

病案一　引火归原愈溃疡

赵某，男，43 岁。2023 年 3 月 1 日初诊。

主诉：口腔疼痛、溃破、无法进食 1 月余。

患者大面积的口腔溃疡（在咽部和牙龈交界处）。曾给予头孢克洛缓释片口服治疗，效果不佳，特来求诊。舌质淡，苔薄白，脉沉细。

中医诊断：口疮。

中医辨证：虚火上炎证。

西医诊断：口腔溃疡。

中药予以引火归原、养阴清热，处方如下。

黄连片 3g	肉　桂 5g	骨碎补 15g	补骨脂 10g
盐巴戟天 15g	淫羊藿 10g	麦　冬 15g	太子参 15g
莲　子 15g	干石斛 15g	生地黄 15g	玄　参 15g
白茅根 15g	灵　芝 5g	黄　芪 15g	金银花 15g
蒲公英 15g			

7 剂。

二诊：诉溃疡较前有好转，疼痛减轻。中药引火归原、养阴清热、疏散郁热，处方如下。

黄连片 3g	肉　桂 5g	骨碎补 15g	补骨脂 10g
盐巴戟天 15g	麦　冬 15g	太子参 15g	莲　子 15g
干石斛 15g	生地黄 15g	白茅根 15g	灵　芝 5g
黄　芪 15g	金银花 15g	生石膏 15g	蝉　蜕 5g
炒僵蚕 10g			

7 剂。

三诊：溃疡消失，疼痛完全减轻，病情完全缓解，效不更方，7 剂。

四诊：痊愈。

▶ **按语** 口腔溃疡又称"口疮"，是因饮食不当，或免疫力下降造成的舌尖或口腔黏膜发炎、溃烂，从而导致进食不畅。"口舌生疮，乃心脾受热。口疮赤，心脏热。口疮白，脾脏冷。口疮黄，脾脏热。"常见症状为在唇、舌、颊黏膜、齿龈、硬腭等处出现白色或淡黄色大小不等的溃烂点，常伴有烦躁不安、发热等症状。严教授对口疮的病因病机认识有以下几个方面：肾虚相火妄动、滋阴补肾；滋阴清热、清虚火；引火归原；阳中求阴。本病病因可以归为内因和外因两方面。内因责之于素体积热或阴虚火旺；外因主要是感受外邪，风热乘脾；或调护不当，秽毒内侵，心脾积热。病位主要在心、脾、肾，病机关键为心、脾、肾三经素蕴积热，或阴虚火旺，复感邪毒熏蒸口舌所致。虚火上浮者素体阴虚，或患热病，或久泻不止，阴液亏耗，水不制火，虚火上炎而发口疮。

严教授治疗此病时注重体质，分层治疗。阴虚质者阴液亏少，以口燥咽干、手足心热等虚热表现为主要特征。患者阴虚体质导致阴不能潜阳，心火上炎。首次治疗先治本，在养阴清热的同时，稍稍给予肉桂等药物起到阳中求阴、引火归原的作用，使心火下降，滋阴潜阳。第 2 次治疗，患者病情大大缓解，在引火归原、养阴清热治疗的基础上给予疏散郁热的中草药。后期治标，考虑到阴气虚不能运行气血，郁热化生，给予石膏等清热郁药。第 3 次随诊，患者基本痊愈，因此效不更方。第 4 次患者完全愈合，但考虑到患者为阴虚体质，严教授叮嘱其切记需长期调养体质。由此可见严教授治病考虑十分周到。

病案二 养阴清热疗溃疡

江某，女，45 岁。2021 年 10 月 21 日初诊。

主诉：反复口腔溃疡十余年。

患者口腔溃疡，疼痛，进食困难，纳差，大便干，睡眠欠佳，舌质淡，苔薄白，脉沉细。既往有乳腺癌病史。

中医诊断：口疮。

中医辨证：气阴两虚、湿热蕴结。

西医诊断：口腔溃疡。

中药予以益气养阴、凉血清热，处方如下。

太子参 30g	麦　冬 15g	五味子 5g	黄　精 15g
地　黄 15g	何首乌 15g	牡丹皮 10g	猪　苓 15g
灵　芝 15g	蝉　蜕 5g	黄　连 6g	栀　子 10g
骨碎补 15g	泽　泻 30g	蜂　房 10g	

5剂。

随诊：服药后口腔溃疡疼痛迅速好转，加党参15g，白术15g，7剂以巩固疗效。

▶　**按语**　口腔溃疡属于中医"口疮"范畴。中医通过辨证论治治疗口腔溃疡，首先要分清楚引起口腔溃疡的是由于虚火还是实火，实火以清热为主，虚火则一般以滋阴降火为主。患者以反复口腔溃疡为主诉就诊，结合患者既往乳腺癌病史，严教授多从气阴两虚、阴虚血热、湿热蕴结等几个方面治疗。此类患者多有疲劳、熬夜或久病耗伤史，多伴有气阴两虚，常用太子参、麦冬、地黄、黄精、何首乌等益气养阴，阴虚内热多予以栀子、黄连等清热解毒，牡丹皮清热凉血，以清解血中之热。热结体内除清解之外常配合选用蝉蜕以平肝清热，并选用骨碎补补肾治疗，一是佐治滋阴药物滋腻，另一作用是引火归原，从多方面缓解上浮之火热。泽泻泻肾中火邪。另骨碎补、蜂房是严教授临床中常用的治疗口腔溃疡的药对，临床时可以参考使用。

第九节 痤 疮

病案 养阴清热消痤疮

易某，男，25岁。2020年3月27日初诊。

主诉：面部痤疮，部分呈结节白点，无破溃，夜寐难眠，纳可，便通，舌质红，苔薄黄，脉和缓。

中医诊断：痤疮。

中医辨证：气阴两虚，湿热上蒸，血热肉腐证。

西医诊断：痤疮。

中药予以益气养阴、理气化湿、凉血解毒，处方如下。

太子参 30g	麦 冬 15g	玄 参 15g	地 黄 15g
牡丹皮 10g	白鲜皮 15g	栀 子 10g	连 翘 10g
泽 泻 30g	茵 陈 30g	紫 草 15g	陈 皮 10g
党 参 15g	何首乌 15g	白 术 15g	

7剂。

二诊：随诊痤疮明显好转，继服2周，基本痊愈。

按语 寻常痤疮是一种与性腺内分泌功能失调有关的毛囊、皮脂腺慢性炎症性碍容性皮肤病，好发于青少年颜面部。临床以面部粉刺、丘疹、脓疱、结节、囊肿为特征，易反复发作。中医药因其治疗痤疮疗效肯定，副作用小等特点，具有明显的特色和优势。严教授认为，痤疮的形成源于上、中、下三焦，属于实证或实中夹虚，病位在气分、血分；源于下焦者，多因素体阳热，生理亢盛之火的遗传素质使营血偏热，此为内因；源于中焦者，多因嗜食肥甘辛热，阳明多气多血助湿化热；源于上焦者，为外感六淫之火侵袭肌表，太阳多气少血助毒热上行，蕴郁头面、胸背肌肤而成。热毒日久，耗炼津血则致瘀，湿热与瘀血互结，常为本病的病理基础，治疗当以清火解毒为主，兼以消肿散瘀之法。严教授临床用药多用玄参、麦冬、生地、何首乌滋阴补肾，牡丹皮、栀子、连翘清热解毒，泽泻泻肾中湿热，并常用太子参、党参益气健脾，陈皮理气化湿。此案严教授论治用药取得良好效果。

第十节 胎 漏

病案 有故无殒亦无殒 ─────────────

李某，女，27 岁。2021 年 5 月 14 日初诊。

患者先兆流产 4 天。孕 40 天时漏下量多，色暗淡，已经 4 天。用过维生素 E、黄体酮等疗法不能控制，反有加重之势，心有恐惧，前来求诊。现症见口干多饮，饮多则尿频，大便可，食欲缺乏，心慌，泛恶，时阵热汗出，舌淡红嫩，苔白厚腻，脉弦。

中医诊断：胎漏。

中医辨证：中焦虚寒证。

西医诊断：先兆流产。

中药予以温经活血、养血补血，处方当归散合胶艾汤合五苓散加减。

阿 胶 10g	艾叶炭 30g	熟地黄 30g	白 芍 30g
川 芎 10g	当 归 10g	生白术 30g	黄 芩 10g
茯 苓 30g	猪 苓 15g	泽 泻 30g	桂 枝 10g

3 剂。

二诊：服用不到 1 剂漏下即大减，已经无明显流血。乃告知其需要巩固疗效。

▶ **按语** 严教授在辨证治疗胎漏下血时常有以下思路：①血热证：口干多饮，阵热汗出，血色红赤亦是热象。②中焦虚寒证（食欲缺乏），水饮上逆而为饮逆（心慌、泛恶），下而为不摄之证（尿频），寒证之血色多为暗淡或者暗黑。③兼有水饮，因为患者有饮多则尿频之症，是太阴虚寒，故而不用猪苓汤之清滋，而用五苓散之清化温化并行。

《金匮要略》云："妇人妊娠，常服当归散主之。"《金匮要略》云："妇人有漏下者，有半产后因续下血都不绝者，有妊娠下血者，假令妊娠腹中痛，为胞阻，胶艾汤主之。"《伤寒论》云："阳病，发汗后，大汗出、胃中干、烦躁不得眠，欲得饮水者，少少与饮之，令胃气和则愈；若脉浮、小便不利微热、消渴者，五苓散主之。""伤寒，汗出而渴者，五苓散主之；不渴者，茯苓甘草汤主之。"

严教授告诫：虽此例患者运用此方病情得以缓解，但临床上在孕期，特别是孕早期使用当归、川芎等活血化瘀类药物时应十分注意，补血可以止血，但其活血作用也可以导致出血。中医上有"有故无殒亦无殒"的说法，但结合目前的执业环境，此类药物应用还需慎重。临床使用药物时应以平和为要，胆大心细，智圆行方，不宜求功心切，引起不必要的纠纷。

第十一节 乳 癖

病案 疏肝理气消乳癖

陈某，女，41 岁。2022 年 10 月 3 日初诊。

主诉：乳腺增生疼痛 1 年余。

患者乳腺增生疼痛，服用中药后有好转。伴睡眠差，二便调，末次月经为 2022 年 9 月 25~30 日，2022 年 9 月月经淋漓不尽。舌质淡，苔薄白，脉沉细。

中医诊断：乳癖。

中医辨证：肝郁气滞，脾肾不足证。

西医诊断：乳腺增生。

中药予以疏肝理气、健脾补肾，处方如下。

柴　胡 5g	白　芍 15g	枳　壳 10g	甘　草 5g
茯　苓 15g	白　术 15g	百　合 30g	生地黄 15g
醋香附 10g	芡　实 30g	莲　子 30g	杜　仲 15g
续　断 10g	地　榆 30g	桑寄生 15g	

14 剂。

二诊：乳腺增生疼痛好转，但月经仍淋漓不尽，伴腰酸、乏力，舌质淡，苔薄白，脉沉细。

中药予以疏肝理气、健脾补肾，并加用炭类止血，处方如下。

北柴胡 5g	白　芍 15g	枳　壳 10g	甘草片 5g
茯　苓 15g	白　术 15g	百　合 30g	生地黄 15g
醋香附 10g	芡　实 30g	莲　子 30g	杜　仲 15g

续　断 10g　　　　地　榆 30g　　　桑寄生 15g　　　侧柏炭 10g

棕榈炭 10g

14 剂。

▶　**按语**　乳癖是一种乳腺组织的良性增生性疾病，相当于西医的乳腺增生病，乳癖的特点是单侧或者双侧乳房疼痛并出现了肿块。乳痛和肿块与月经周期以及情志变化密切相关，乳房肿块大小不等、形态不一，边界也不清楚，质地不硬，活动度比较好，伴有疼痛。乳癖好发于中青年妇女，发病率占乳房疾病的首位，在临床上是最为常见的乳房疾病。严教授认为乳癖病最常见的病因病机是由于情志不遂，忧郁不解，久郁伤肝，或者受到精神刺激、急躁恼怒导致肝气郁结，气机郁滞，气积于乳房，经脉阻塞不通，不通则痛则引起乳房疼痛。如果肝气郁久化热，热灼津液为痰，气滞痰凝成血瘀，可以形成乳房肿块。冲、任二脉起于胞宫，冲任之气血上行为乳，下为月水，如果冲任失调，气血瘀滞积聚于乳房、胞宫，则可见乳房疼痛而结块，或是月事紊乱失调。治疗时针对其肝郁气滞主要病机选用四逆散、柴胡疏肝散等疏肝理气方药治疗，针对其月经淋漓不尽，予以白术、茯苓健脾，杜仲、续断片补肾，芡实补肾收涩止血治疗，并予生地黄、地榆滋阴凉血止血治疗。在无法取得良好效果时加用侧柏炭、棕榈炭等炭类的药物予以收涩止血，常取得良好效果。

第十二节 阳 强

 病案 滋阴敛阳治阳强 ——————————————

邓某，男，47 岁。2020 年 11 月 17 日初诊。

患者夜勃起次数多影响睡眠 1 个月，尿常规正常。舌淡，苔薄黄，脉细。

中医诊断：阳强。

中医辨证：肝肾阴虚，风阳扰动证。

西医诊断：阴茎异常勃起。

中药予以滋阴补肾、平肝潜阳，方药如下。

太子参 30g	麦 冬 30g	五味子 10g	女贞子 15g
车前子 30g	牡丹皮 10g	栀 子 10g	白 芍 15g
牛蒡子 10g	蝉 蜕 5g	牛 膝 15g	牡 蛎 30g
杜 仲 15g	续 断 10g	龙 胆 6g	

14 剂。

二诊：夜勃起次数较前有所减少，睡眠尚可，体力精神好，纳食稍差，大便偏溏，舌淡，苔薄白，脉细。中药继续予以滋阴补肾，平肝潜阳，方药如下。

太子参 30g	麦 冬 30g	五味子 10g	女贞子 15g
车前子 30g	牡丹皮 10g	栀 子 10g	白 芍 15g
牛蒡子 10g	蝉 蜕 5g	牛 膝 15g	牡 蛎 30g
杜 仲 15g	续 断 10g	龙 胆 6g	白 术 15g
陈 皮 10g			

14 剂。

▶ **按语** 正气之火，即生理之火，指能维持人体正常生命活动的阳气。明代医家张景岳在《类经》说："火，天地之阳气也。天非此火，不能生物；人非此火，不能有生，故万物之生，皆由阳气。"并进一步强调"阳强则寿，阳衰则夭"，认为阳气是人体阴阳中的主导方面，人之生长壮老、精血津液之生成，皆由阳气所主所化。患者年47岁，虽为阳气当衰之年，但面色红润，身体健硕，夜间勃起多次，考虑其阳气旺盛，为气盛之象。但观其舌苔仍有薄黄，严教授考虑其肝气郁结，情志不畅，阴虚阳亢，虚火扰动，肝之疏泄功能异常，郁而化火，下扰宗筋，治疗上予以滋阴补肾以敛肾阳之外泄，并予以蝉蜕、龙胆、栀子疏肝清火，牛膝引火下行，牡蛎咸入肾，引火入肾，并嘱清心、安心，以减少妄念。

第十三节 咳 嗽

病案 生克制化治久咳 ——————————————

郭某，女，51 岁。2020 年 7 月 23 日初诊。

主诉：咳嗽 10 余年。

患者干咳，每至冬天发病，至春而愈。近半年加重，入秋即咳。到某西医医院就诊，西医诊断为慢性支气管炎，给予西药治疗，效果欠佳，故求治于中医。现症见干咳无痰，咽痒，大便稀，纳可，小便可。舌质红，苔白，脉弦。

中医诊断：咳嗽。

中医辨证：气阴两虚证。

西医诊断：慢性支气管炎。

中药予以益气养阴、宣肺止咳，处方如下。

党 参 30g	麦 冬 10g	五味子 12g	干 姜 15g
细 辛 3g	柴 胡 10g	黄 芩 10g	麻 黄 6g
附 子 6g	桂 枝 15g	白 芍 15g	炙甘草 5g

14 剂。

二诊：咳嗽明显改善，现遇冷咽痒，咳嗽无痰，纳可，二便调。舌淡，苔白，脉弦。上方加桔梗 10g、半夏 10g，14 剂。

三诊：咳嗽基本止，偶尔咳嗽，无痰，咽中犹如物阻，大便每日 1 次，便稀。舌淡，苔白，脉弦。上方去桔梗、半夏，加黄芪 30g，10 剂。

四诊：服上方，咳嗽明显改善，每日偶咳两声。自觉咽有物阻，大便稀，每日 1 次。舌质淡舌尖红苔白，脉弦。上方加白术 15g、茯苓 15g、陈皮 10g、苏叶 10g、桔梗 10g，15 剂。

▶ **按语** 内伤咳嗽一证，多因感冒迁延日久，脾肺气虚，肝阴血虚，致使土不生金，木火刑金，肺失宣降，肺气上逆而作。严教授治疗本案时注意到以下几点：一是患者患病日久，气阴耗伤。二是遇冷而发咽痒，为风邪犯肺之象。三是大便稀，为脾肾阳虚，清阳下陷之证；舌质红，脉弦，为木郁化热所致。故在益气养阴的基础上，加入疏风（肝）宣肺、温补脾阳之品。方选姜辛五味止咳汤：干姜、细辛、五味子、茯苓、紫菀、冬花、白前、炙甘草加减。方中党参大补脾肺之气，麦冬甘寒养阴清热、润肺生津，党参、麦冬合用，则益气养阴之功益彰，五味子酸温，敛肺止咳，养阴生津。三药合用，一补一润一敛，益气养阴，使气复津生；配伍大辛大热之干姜，温脾肺以化痰饮，助党参培土生金；更配麻黄附子细辛汤，温肾散寒、宣肺透表，与五味子相伍，一温一散一敛，使散不伤正，敛不留邪，且能调节肺司开阖之职；桂枝、白芍补肝疏肝，以疏脾土之壅滞；柴胡、黄芩清肝疏肝，以制木火刑金；炙甘草补中调药；加陈皮、桔梗理肺化痰，宣肺利咽。是以咳嗽之治，需详审病情，辨析症因，方能切中病机，准确施治。

第三章
传承心得

中医传承的心之力

前段时间发生一件事儿，让笔者有了淡淡的忧伤，也感慨传统技艺传承的不易。起因是一位河南老大哥邀请笔者去品尝河南小吃，他是笔者的老乡，也是一位技艺超群的河南大厨，把自己掌握的河南小吃秘方传给了几个有意学习的年轻人，年轻人们就开了一家小吃店。笔者离开河南已经有十几年了，自然也是很怀念家乡小吃的味道，便欣然前往，确实品尝到了美味正宗的河南小吃，这味道让笔者念念不忘，于是半个月后决定再去一次这家小吃店，期待享受一番家乡美食，结果发现店面已经闭门停业了。

黯然神伤了一小会儿后，笔者寻思起它闭门停业的原因。也许一方面是河南小吃在福州这个地方"水土不服"，一方面可能是在传承传统技艺时缺少了精神上的传承——接受传承时的初心和对技艺的热爱之心。如果初心不是出自真心热爱，传统技艺就只是沦落为赚钱的工具，缺乏传承的灵魂，就无法拥有心与技艺相融合的体验，无法找到做事过程中的乐趣，那么一旦出现困难，就很容易放弃。初心不对，就很难长久地坚持，很难看到或者挖掘这种传统技艺背后的巨大价值。虽然拥有工作的"秘籍"，但在工作的过程里既找不到乐趣，也找不到意义，而又无法在一开始就给自己带来很多收入，那大概率是很容易半途而废的。

《功夫熊猫》中熊猫阿宝在多番努力之下仍然觉得自己无法阻止大龙回家的步伐。无奈之下，浣熊师傅只能求助于传说中的龙之秘籍，没想到，秘籍竟是空白的！犹在懊恼中的阿宝听到鸭子爸爸说起祖传面汤的秘密配方，原来是没有配方！乌龟大师留下的龙之秘籍只有空白，鸭子爸爸的鲜美面汤也没有什么秘方。阿宝便从中略有领悟。

其实中医的学习和传承之路，也是这个道理，秘方和用心到底哪一个重要？很多人在初学中医的时候，会有"只要找到一个秘方就可以治愈一种病"的心理，认为药方和疾病是一对一的对应关系，一把钥匙可以开一把锁，那么只要找到更多的秘方就可以治疗更多的病了，"拥有更多的秘方，就可以成为一个医术高超的医生"，有些人甚至认为当好一个中医师的前提条件是会背很多处方。然而，事实真的是这样吗？相比于人脑，计算机可以储存更多的中医处方，但计算机无法成为中医专家。药方仅仅是具体的技术，如何把具体的技术应用于人体，并产生作用，医生就是这个桥梁。在这个过程中医生不但要了解药性，还要了解人性，更要去平衡药性和人性，这时候就不是单纯的技术了，还涉及医生的心的取向，也就是"心之力"，有的医生采取对抗的思路，有的医生采取平衡的思路，也有的医生采取"舍卒保车"的方法，具体的技术因为有了"心"的参与而显得不同，这也是形成中医各家学说的一个重要原因。作为一个中医，必须要明白疾病的根源到底是什么，如果片面地认为疾病必须依靠药物才能治好，那就陷入了西医的直线思维里去了。疾病的根源与患者的心结和生活习性有很大的关系，而中医在给患者治疗的时候，如果能够带给患者一种平和稳定有序的能量场，在交谈中可以让患者看到自己平时生活里的问题和思想上的症结，也许不需要处方，病就能好一大半了。这些无形层面的东西，这种情感上的传递，不是计算机可以达到的效果。但无论疾病产生的原因是什么？无论具体的技术是什么？最终都要经过医生的判断，最终离不开一名医生执着追求的心之力，有了这种力量，才会有不断研究疾病、治愈疾病的内在驱动力。这种力量不是来自外在的经济效益，也不是来自于职称晋升，"心之力"是医生的内在驱动力。

记得笔者参加博士入学面试的时候，问题是结构化面试题目"如何做好一个医生"，笔者的回答是"技术为上，但心愿在先"，中医的学习和传承之路并不轻松简单，想要真正做好一名中医师，首先要发自内心地热爱，有这份纯粹的热爱之心，才会用心去钻研、学习、探索、实践，才能在面临任何困难的时候坚持不懈地做下去。如果只是把中医当作一份职业，将其作为发家致富的工具，最终难以成为一名真正优秀的中医。

毛主席在《心之力》一文中说："人活于世间，血肉乃器具，心性为主使，神志为天道。血肉现生灭之相，心性存不变之质，一切有灵生命皆与此理不悖。盖古今所有文明之真相，皆发于心性而成于物质。"无论是做小吃，还是学习中医，或许根本没有什么秘方，学中医有的是"学中医、爱中医、心中有中医"的那份心，也是我们中医人的"心之力"。

（金一顺）

中医情志疗法

情志是指七情（怒、喜、悲、思、忧、恐、惊）和五志（怒、喜、思、悲、恐），它是人体对外界客观事物和现象所作出的情感反应，属于人体正常的精神活动。

一、中医情志的概念

中医情志由来已久，早在《黄帝内经》中对此就有精辟的论述，经历代医家不断发展完善，形成了独具特色的理论体系。

二、中医情志致病

情志致病是中医病因学理论体系中"三因学说"的重要组成部分。只有突然的、强烈的、持久的刺激超过人体本身生理活动的调节范围才会造成疾病。如《素问·阴阳应象大论篇》曰"怒伤肝，悲胜怒；喜伤心，恐胜喜；思伤脾，怒胜思；忧伤肺，喜胜忧；恐伤肾，思胜恐""暴怒伤阴，暴喜伤阳"等。

情志致病可影响脏腑气机，《素问·举痛论篇》曰"怒则气上，喜则气缓，悲则气消，恐则气下，思则气结，惊则气下"。升、降、出、入是脏腑气机的运动形式。

虽七情内伤以太过为主，但也有七情不及而为病者，其不及主要表现为对脏腑气血的疏泄不及导致的忧、郁、悲、哀等情感表现。

三、运用情志疗法

情志相胜法，就是有意识地采用另一种情志活动去控制、调节某种情志刺激而引起的疾病，从而达到治愈疾病的目的。

调畅气机法。七情致病伤及内脏，主要影响脏腑的气机，使脏腑气机升降失常，气血运行紊乱。不同的情态刺激，对气机的影响也有所不同。中医的心理治疗均重视对患者的安慰开导，以达到调畅气机，恢复其升降的正常秩序，病自愈的目的。

消除忧思、疑虑法。《灵枢·本神》云"心怵惕思虑则伤神，神伤则恐惧自失""脾愁忧而不解则伤意，意伤则悗乱""肝悲哀动中则伤魂，魂伤则狂妄不精""肺喜乐无极则伤魄，魄伤则狂，狂者意不存人""肾盛怒而不止则伤志，志伤则喜忘其前言"。忧愁、怀疑、思虑、惊吓等是情志致病的重要根源，必须用消除忧思、解除疑虑的方法治疗。如《王氏医亲》所云："治一切心病，药所不及者，亦宜设法以心治心，弓影蛇杯，解铃系铃，此固在慧心人与物，推移无法之法，可意会而不可言传也。"

说理开导式治疗法。源于《黄帝内经》，"告之以其败，语之以其善，导之以其所便，开之以其所苦"。

严教授临床上面对慢性病（特别是各类难治性肾病），灵活运用情志治疗的各种方法，或同时运用，或各有侧重，开导患者、消除思疑、调畅气机，联合中药治疗，达到形、气、神同调，从而阴阳平衡，回归身心正常状态。

（范有龙）

论滋阴与扶阳

　　滋阴者，填精补髓；扶阳者，温形补气。滋阴、扶阳均为扶正而言。《素问·阴阳应象大论篇》言："阴阳者，天地之道也，万物之纲纪，变化之父母，生杀之本始，神明之府也，治病必求于本。" 而后世学丹溪者偏于凉，学钦安者偏于温，非丹溪、钦安之过，学者之过也。

　　滋阴或扶阳都是时空迁延的产物，受地域与时空因素的影响。

　　朱丹溪为浙江义乌人，属于南方人，认为南方湿热，郁在中焦，因此在《格致余论》提出"谷、菽、菜、果，自然冲和之味，有食入补阴之功"，"人之阴气，依胃为养"，又教人"收心养心""动而中节"，以免相火妄动而伤阴。朱丹溪提出滋阴学说，另一方面也是由于当时之医执方而施，不知变通，再由于当时战乱频繁，人们食不果腹则形体消瘦，医者如果再用辛温之药发散，患者身体则不能承受药力，所以朱丹溪提出阳常有余，阴常不足。在这样的社会背景下，不论是生理还是病理都是阴不足，这种不足是谷、肉、菜、果等日常饮食缺少造成的，诚如《格致余论·大病不守禁忌论》中言："胃气者，清纯冲和之气也，唯与谷、肉、菜、果相宜。"

　　郑钦安则是四川邛州（今四川邛崃市）人，从古至今由于邛州的地理环境，气候温和，雨量充沛，冬无严寒，夏无酷暑，人们较少出现食不果腹的现象，因此就较少出现饮食失节及劳役、忧思伤脾等伤阴之劳，多半为温饱娱乐伤气，动则伤阳。如《素问·上古天真论篇》曰："以酒为浆，以妄为常，醉以入房，以欲竭其精，以耗散其真，不知持满，不时御神，务快其心，逆于生乐，起居无节，故半百而衰也。"这些都是对命门元气的损伤，郑钦安扶阳则是对先天之本的固护。郑钦安当时行医之风也是滋腻苦寒成风。"以高丽参、枸杞、龟、鹿、虎胶、阿胶、九制地黄、鹿茸等品，奉为至宝。以桂、麻、姜、附、大黄、芒硝、石膏等味，畏若砒毒"。因此郑钦安提出扶阳重于滋阴。

今时之人衣食无忧，但工作压力大、起居无常、熬夜已经习以为常、暴饮暴食、西医消炎抗病毒药使用过多，这些都无疑耗散着人体的阳气与阴精，阴虚的同时伴有气虚，气虚的同时也有阴液亏虚。所以调养方面也必须法于阴阳，遵循自然规律，辨证地使用滋阴与扶阳两种方法实现人体的阴阳平衡，从而达到形与神俱，无病到天年。

一、辨扶阳层次

《素问·阴阳离合论篇》中说："阴阳者，数之可十，推之可万，万之大，不可胜数，然其要一也。"严教授认为其要则为平衡阴阳。《素问·阴阳应象大论篇》曰"治病必求于本，本于阴阳"，临床中在提升阳气治疗方面亦应注意层次的区别，依据阴阳层次上的盛衰强弱，治疗以平衡阴阳，达到阴平阳秘。

严教授在扶阳治疗时主要从益气补肺、温中健脾、温补肾阳层面考虑，人体阳气减弱先从肺卫开始，此时出现易感冒，气息不足，神疲乏力等症状，为人体阳气损伤的第一阶段，临床用药时常选用玉屏风散加减，药物喜用黄芪、太子参等以顾护卫表阳气。特别在慢性肾炎治疗的维持阶段预防感冒是重要的事情，很多时候慢性肾炎病情稳定，但患者一旦感冒则会出现病情复发、加重，甚至无法逆转的情形，这时候严教授注重运用大剂量黄芪预防病情复发，认为黄芪不但补肺气，也补一身之气，正气存内，邪不可干，补气也是西医探讨的提高机体免疫力、抵抗病毒感染的方法。

肺气亏虚常伴随着脾气不足，这与肺脏与脾脏的五行相生的关系有关，肺属金，脾属土，土生金，肺气亏虚常与脾土本身亏虚有关。脾居中焦，是后天之本。若脾气虚弱，不能化生气血，气血生化无源，则外不足以抵抗病邪侵袭，内不能维持脏腑正常活动，从而百病由生。脾气不足，升清不足，以至于肺气虚弱，母病及子最为常见，慢性肾脏病过程中，脾气不足，脾阳不振，贯穿于整个慢性肾脏病程，初期导致脾胃功能失调，后期影响及肾则脾肾俱虚。严教授强调在治疗时首先要抓住"脾虚"这个根本，补脾胃应贯穿于治疗的始终。脾胃健运，精微得化，五脏得养，则纳少、贫血等脾气亏虚的症状得以缓解，常健脾补气并用，在运用黄芪补气基础上，常选用参苓白术散、四君子汤、小健中汤等加减应用，此时属于扶阳第二个层面。

脾胃虚弱，日久不复，缓慢发展，久病及肾，由脾气虚及肾阳导致阳虚，或由于湿热瘀毒损伤，以致脾肾俱虚，而见畏寒肢冷、大便溏泻、全身凹陷性水肿等阳虚的症状。阳虚之后，也可出现虚实夹杂的病机变化，并出现水湿、痰湿、瘀血的病理变化。温补肾阳是温阳层次治疗的第三个层次，此时治疗常选用温肾填精药物以生发肾气，常选用淫羊藿、巴戟天温补肾阳，阳虚寒凝时亦会选用附子温振肾阳，并强调肾精是肾阳生发的物质基础，是温阳药物发挥长期疗效的基础。一味地补阳，会进一步消耗肾中本已亏损的肾精，虽然短期内临床症状可能缓解，但长期使用会导致肾精进一步亏损，所以在温阳的同时应注意补肾填精，常选用五子衍宗丸治疗。但在慢性肾脏病终末期血肌酐升高时，应用五子衍宗丸应注意观察血钾变化，因为运用种子类中药治疗导致高血钾事件屡有发生，应予以重视。

二、辨滋阴层次

阴阳，是我国古代唯物主义哲学的重要范畴，即对立统一的矛盾观。阴阳学说是通过分析相关事物的阴阳属性及某一事物内部阴阳矛盾双方的相互关系，从而认识和把握自然界和人体错综复杂的运动变化的本质、原因及其活动规律的一种理论方法。阴和阳代表着相互对立又相互联系的事物属性。一般来说，凡是剧烈运动的、外向的、上升的、温热的、明亮的，都属于阳；相对静止的、内守的、下降的、寒冷的、晦暗的，都属于阴。《说文解字》云："阴，山的北面，水的南面。"把阴和阳的相对属性引入到医学领域，即将人体具有推动、温煦、兴奋等作用的物质和功能，统属于阳；对于人体具有凝聚、滋润、抑制等作用的物质和功能，统属于阴。

阴虚即凉润、宁静等作用减退，人体功能虚性亢奋，产热偏多的病理变化。其表现为机体精、血、津液等物质的亏虚，滋养宁静功能的减退，以致阳气相对偏亢的虚热证。阴虚产生的病因多由阳邪伤阴，或五志过极化火伤阴，或久病耗伤阴液，或大汗、大吐、大下或亡血失精导致机体阴液匮乏。另外，现代人的生活方式营养过剩，过多摄入高脂肪、高蛋白食物，热量过高，令人内热，内火内热损耗人体的阴气而致阴气虚衰；嗜食辛辣，损伤人体阴气；社会节奏加快，工作压力增大导致精神紧张，五志过极化火，产生内热，损耗人体的阴气而致阴气虚衰。

滋阴是治疗因阴虚而致内热、火旺、阳亢等病症的一种方法，包括滋阴清热降火、滋阴潜阳、滋阴清热、滋阴凉血等多种治法。滋阴法的理论肇基于《黄帝内经》，至金元朱丹溪而自成中医一大流派。丹溪的滋阴降火，针对相火妄动所致的阴虚火旺之证，他以滋阴为本，滋阴有利于泻火，即"补阴即火自降"。所以滋阴法是滋阴降火、滋阴清热、滋阴潜阳等各种治法的总称。朱丹溪"阳有余阴不足论""相火论"为其理论核心，恰如《黄帝内经》中所说"年至四十阴气自半也，起居衰矣"，在中老年病治疗中，朱丹溪主张滋阴降火。严教授治疗内科疾病倡丹溪学说的观点，力主滋阴清热、凉血生津等，对肾病、咳喘、妇科杂证及肿瘤术后和各种虚证的调理，效验声誉俱佳，而对辛燥、温补及益火之论多持审慎观点。朱丹溪在其《格致余论·养老论》中指出："人生至六七十后，精血俱耗，平居无事，已有热证。何者？"认为老年人平素就是阴精亏虚。"……况人身之阴难成易亏。六七十后阴不足以配阳，孤阳几欲飞越。"因此慎用热药。"至于饮食，尤当谨节。夫老人内虚脾弱，阴亏性急。内虚胃热则易饥而思食，脾弱难化则食已而再饱，阴虚难降则气郁而成痰。"说明老年人脾虚阴亏，平素饮食应该禁温燥剂，而且忌辛辣油腻、白酒等食品。而严教授在临诊时常嘱中老年患者"粗茶淡饭，牛奶鸡蛋"，牛奶鸡蛋是养阴润燥的佳品，且粗茶淡饭气味平和，防止辛燥伤阴。这和朱丹溪的滋阴及老年病学的观点是一致的。

阴虚病证，五脏皆可发生，但一般以肺、肝、肾之阴虚为主，其他脏腑阴虚，久延不愈，最终亦累及肺、肝、肾，临床肺、肝、肾阴虚证候多见，致使上焦多发肺胃燥热津伤之证。严教授在前人分脏腑论治阴虚的基础上，根据五脏特性，综合简化，形成一套特有的养阴治法：肺胃阴虚喜用沙参、麦冬、生石斛，而肝肾阴虚多用生地黄、熟地黄、黄精、玄参、山茱萸、车前子、金樱子、菟丝子等。具体而言，滋肺阴常用沙参、麦冬、百合、玉竹，养胃阴多用麦冬、百合，养肾阴可用熟地黄、黄精、何首乌、生地黄、元参、天冬、枸杞子，肝阴虚多为血虚，治疗以四物汤为基础方，常以黄精、何首乌、阿胶等加减。

阴虚则生火生热，养阴多配合清热泻火类药物，清热则多用石膏、知母、栀子等。石膏、知母清肺胃热，知母尚可下清相火，栀子清肝热和三焦热，黄连清胃热；另外，久病入络，合牡丹皮、紫草清热凉血；金银花、连翘清热解毒，透热转气等。若阴虚阳亢，则多用磁石、紫石英等矿物药物滋阴潜阳，亦常用肉桂引火归原。

（金一顺）

滋阴补肾思想探析

　　肾病患者多以"水肿""蛋白尿""血尿"为其主要临床表现，这与中医学中"肾主水"及"肾主封藏"的观念相应，而究其中医病因病机，多以一"虚"字概况。

　　由于现代生活方式的变化，从诸多方面显现现代人多出现以肾阴虚为主的趋势，在肾病患者人群中尤为明显。主要表现在以下几个方面：①喜食肉糜，偏辛嗜辣，久之则阳亢阴损导致阴虚；②或自喜温补，久服阳热之品，亦可致阳盛阴衰；久劳耗伤精血，久坐耗气伤神，皆伤阴液；而现代人大多劳欲太过，最为伤阴伤精，难免阴虚；③糖皮质激素为纯阳之品，现今肾脏病治疗多需久用激素，日久伤阴；而中医治疗若从"阳虚"论治，温阳利水太过亦可致阴损；④久病耗气伤阴，慢性肾病多病程长久、病情迁延，日久脏腑易虚，气阴易耗，常可表现阴虚之证，最终形成慢性肾病临床常见的气阴两虚之证。

　　针对以上现象，严教授临床过程中灵活选用滋阴药物针对病机从根源上处理，往往能够起到良好的效果，临床常用滋阴药物主要有以下几种。

　　太子参，原为气药，甘平缓和属补气药中清补之品，同时善于养阴生津，实验证明了其在抗疲劳及增强人体免疫力的作用较好，可缓解此类患者神疲乏力、易感外邪的症状。故遇气阴两虚之证，严教授多以太子参为护养之头药，取其平和双补之意。多配伍黄芪、淮山药以健脾益气养阴；或配伍麦冬、五味子、酸枣仁等酸性补阴之类药共奏酸甘化阴之功。

　　制黄精，本品归脾、肺、肾三经，味甘性平，且滋肾力强，同具气阴双补之功，故凡肾经虚损兼有气阴不足之人，严教授常用蒸制黄精养护；

若病患阴虚损及肺脾，症见干咳少痰、倦怠乏力、食欲不振等，其润及三脏功效更佳。

枸杞子，主滋肝肾之阴，亦为甘平平补之品。《本草纲目》如是说，"此乃平补之药，所谓精不足者补之以味也"，同样符合护养之意。慢性肾病患者易见视物模糊、头晕目眩、腰膝酸软、失眠多梦诸症，皆为肝肾阴虚，枸杞子用之效佳。严教授常配伍怀牛膝、菟丝子、车前子、女贞子等同属肝肾经之品活血通经、阴阳同补。

山萸肉，本品归肝、肾经，性微温不燥、平补不峻，既可针对肾病本虚之质，亦可益精养阴，《药性论》谓其"补肾气、兴阳道、添精髓"；而其味酸涩又可敛阴止汗，针对临床上症见头晕目眩、腰酸耳鸣，严教授常用此药配伍淮山药、茯苓等，而对气阴两虚较重患者，此药收敛固涩兼平补之功亦合护养之意。

何首乌，此药补肝肾，益精血，治疗肝肾阴虚患者有较好疗效，又具润肠通便之功，阴虚患者症见腰酸膝软、头晕眼花、大便秘结者，严教授多用此药与当归配伍，一取其护养之力，活血益经，二可通便减少毒素蓄积。严教授应用此药时强调何首乌有肝毒性的作用，有引起肝衰竭风险，在应用时首先要使用炮制后的何首乌，其毒性可大大减少，其次要注意使用的量，一般用量在15g，而且长期使用时应注意监测肝功能变化。

石斛，《神农本草经》载其"补五脏虚劳羸瘦，强阴"，肾病日久累及他脏虚损，常兼见胃络受损之象，症见胃脘疼痛、恶心呕吐、口苦吞酸、胃纳不振等。石斛善滋养胃阴，又可滋肾阴、降虚火，尤以铁皮石斛为佳。现今临床上有鲜石斛使用，但其价格昂贵，使用起来并未显示出较干品石斛有明显的优势。

慢性肾病患者及易于阴虚的患者在治疗时应注重护阴存阴，而已有阴虚的患者通过平和养阴之药，恢复阴阳平衡。虽然慢性肾病患者常常出现气阴两虚症状，但在使用养阴治疗时，阴阳平衡、气血调和仍是治病所求，概不可偏废一方，因如《景岳全书》所载"善补阳者，必于阴中求阳，则阳得阴助而生化无穷；善补阴者，必于阳中求阴则阴得阳生，而泉源不竭"。
严教授强调应用益气养阴方法时还要配伍理气、活血、清热之药，并顾护
他脏气血阴阳，达到扶正祛邪目的，方可提高临床疗效。

（金一顺）

<table>
<tr><td>第五节</td><td></td></tr>
</table>

第五节　中医心肾关系解读

　　中医心肾关系是五脏关系的重要组成部分，心火下降，肾水上济，水火既济，心肾协调平衡是维持正常生命活动的重要基础。

一、源于《周易》

　　在五行中，心属火，肾属水，心肾相交为水火相济，"水火者，阴阳之征兆也"，故心肾相交的理论源于阴阳。阴阳理论源出于《周易》。将天地自然的阴阳引入作为哲学概念，是中华民族的世界观和方法论。"象法天地"的伏羲将阴阳排列组合，即通过阴爻和阳爻排列组合成八卦，故《易传》曰："易有太极，是生二仪，二仪生四象，四象生八卦。"先天八卦为阴阳对峙，故八卦有天、地、水、火、雷、风、山、泽的对立之象，而坎属水、离属火，二者对应成象，故水火既济源于六十四卦之泰卦。八个卦象是抽象概括世间事物和现象的方法，有动态变化、中和平衡，"刚柔正而位当也"，故能保持正常运动。水火二者相交不可能永远势均力敌，故云"既济，亨小，利贞；初吉终乱"，并提醒"思患而豫防之"，这种水火相交、阴阳平衡是心肾关系的主要源头。

二、基于五行学说

　　五行学说是中医哲学思想五行理论在医学上的运用，古人用五行理论来说明世界万物的形成及其相互关系，故《左传》说："天生五材，民并用之。废一不可。"《尚书·洪范》提出："五行，一曰水，二曰火，三曰木，四曰金，五曰土。水曰润下，火曰炎上，木曰曲直，金曰从革，土爱稼穑。润下作咸，炎上作苦，曲直作酸，从革作辛，稼穑作甘。"

将五脏分属五行，心肾归属水火。

在五行中，水在下，火在上，火居南，水居北，上下南北必然升降相交，并以中土为枢纽保持气化平衡协调。且水火之中复有阴阳水火，引申出心肾二脏生理上的相交关系，心属火，心火须下降以温肾水；肾属水，肾水要上济以滋心火。心肾相交，水火既济理论不离五行，是五行气化运动的具体表现。

三、肇于《黄帝内经》

《黄帝内经》是中医理论基础的奠基之作，它直接受中国古代哲学的影响，是古代中国医家引用阴阳家的五行思想作为工具来说明医学原理的集大成者。《黄帝内经》云："阴阳者，天地之道也，万物之纲纪，生杀之本始，神明之府也"，"水火者，阴阳之征兆也，金木者，生成之始终也"，"中央土以灌四旁"，"五运阴阳者，天发之道也"。这些论述均为人体生理立论之基础。《素问·阴阳应象大论篇》："天地者，万物之上下也；水火者，阴阳之征兆也。"阐明天地上下阴阳水火之间的相互关系。《素问·六微旨大论篇》曰："升已而降，降者为天，降已而升，升者为地，天气下降，气流于地，地气上升，气腾于天。"从自然界范围说明天地之间阴阳水火升降的规律，为心火下降、肾水上升奠定了理论基础。《素问·宝命全形论篇》云："木得金而伐，火得水而灭，土得木而达，金得火而缺，水得土而绝，万物尽然，不可胜竭。"又《素问·五脏生成篇》云："心……其主肾也。"张志聪注："心主火，而制于肾水，是肾乃心脏生化之主。"此为从五行生克的观点阐述心肾关系。《素问·阴阳类论篇》云"病出于肾，阴气客游于心"，指出病理情况下通过心肾相交的关系，肾病可影响到心。

四、后世发展

从《黄帝内经》认识到心肾水火关系以降，后世医家大有发展。朱丹溪在《格致余论》中的升降理论："人之有生，心为之火居上，肾为之水居下，水能升而火能降，一升一降，无有穷矣，故生意存也。"《吴医汇讲》又指出："心本火脏而火中有水；肾本水脏而水中有火；火为水之主，故心气曰欲下交；水为火之源，故曰肾气欲上承。"我们深刻理解心肾之间的关系大有益处。刘河间云："坎中藏真火，升真水而为雨露也；离中藏真水，降真火而为利气也。"后世医家探讨亦有发挥，明代周慎斋曰："肾水之中有真阳，心火之中有真阴。"明清时期《傅青主女科》："肾无心火则水寒，心无肾水则火炎，心必得肾水以滋润，肾必得心火以温暖。"心肾水火关系源于阴阳五行，其理论可见于《黄帝内经》，经历代医家的不断阐发，已成为中医学重要理论基础，直接指导临床运用，随着时代的发展、科学的进步、临床实践的积累，必将得到更充实的发展。

五、心肾相交之意义及内涵

心主血藏神，肾主骨、生髓藏精，心肾相交维持人体正常生命活动。

心肾精血同源。精血同源指精和血同出于水谷精微，心血循行流注于肾中，与肾精化合为精；肾精入冲任上交于心，与心血化合为血。心神肾精互用。心藏神为人体生命活动的主宰，肾藏精为人体生命活动的根本。肾藏精舍神，精能生髓，髓上充于脑养神。精为神之宅，神为精之象，精是神的物质基础，神是精的外在表现，二者相互为用，精神相依。

心火肾水相互制约。心居胸中属阳，在五行属火，肾在腹中属阴，在五行属水。心与肾的关系即上下阴阳水火的关系。生理状态下，心火下降于肾，与肾阳共同温煦肾阴，使肾水不寒；肾水上济于心，使心火不亢。

君火命火相得益彰。心主君火，肾主命火，君火在上为阳气之用，命火在下为阳气之根。君火为命火之统率，命火为君火之根基。人体五脏六腑组织结构的正常功能活动，一靠君火统率，二靠命火的温煦激发。

六、临床运用

临床上，若心肾阳虚，可温肾阳振心阳，交通心肾之阳；心肾阴虚，可补肾阴养心阴,交通心肾之阴精;心肾阴阳不交,可益气养阴交通心肾之阴阳。心肾关系在临床上用来指导对心肾不交证的辨证和治疗,心肾不交指因心肾两脏不协调而表现的病理变化。在《伤寒论》中载有肾阴虚心火旺,采用泻南补北之法,用黄连阿胶汤;《韩氏医通》云,肾阳虚,心火旺,用交泰丸;《医法圆通》云,肾阳虚,心阳虚,用补坎益离丹。肾病水肿患者,肾不主水,容易出现水饮凌心;肾衰竭严重患者,常出现心衰,均是心肾关系失调的重要临床表现。

中医学的心肾不仅包括现代医学解剖上的心脏和肾脏,还涉及神经、内分泌、生殖、造血、免疫等系统的功能,是复杂而多方面的,需要我们医者进一步研究。

(范有龙)

第六节　"乙癸同源"漫谈

　　"乙癸同源"缘于《黄帝内经》，即"肝肾同源"。是指肝肾的结构和功能虽然有差异，但起源是相同的，生理、病理密切相关，"人始生，先成精，精成而脑髓生"，"肾生骨髓，髓生肝"，故"肝肾同源"又即肝肾的结构和功能通过某些中心环节而密切相关。可采用"肝肾同治"的治疗法则。在先天，肝肾共同起源于生殖之精；在后天，肝肾共同受肾所藏的后天之综合之精充养。"肝肾同源于精血"意即肝肾的结构和功能体系通过"精血"这一环节而密切相关，这就是"肝肾同源"的理论依据。中医名家张锡纯言："《内经》谓肝主疏泄，肾主闭藏。夫肝主疏泄，原以济肾之闭藏，故二便之通行，相火萌动，皆与肝气相关。"

一、肝疏泄，肾闭藏

　　肝主疏泄，是指肝具有疏散宣泄的功能，它关系着人体气机的调畅，并且具有通利三焦、疏通水道及血脉的作用。而肾主闭藏，是指维持人体生命的水谷精微、五脏六腑的精气归藏于肾。肝肾二脏动静结合，疏密有度，使人体代谢产物排出体外，而精微物质则贮留体内。

二、肝升发，肾泄浊

　　肝为风木之脏，其气以升发畅达为和顺。而肾主水，《素问·逆调论篇》云："肾者水脏，主津液。"人体内水液的潴留、分布与排泄，主要靠三焦的气化作用，使清者运行于脏腑，浊者化为汗与尿排出体外，从而保持人体内水液代谢的相对平衡。古人云："肾间动气为三焦之本。"即三焦的气化功能离不开肾间动气，而肝脏的升发之性是肾间动气的始发因素，正如张锡纯所云："盖人之元气，根基于肾，萌芽于肝。"只有肝的升发功能正常，肾才能正常发挥其泄浊的功用。

三、肝藏血，肾藏精

肝藏血，是指肝脏具有贮藏血液和调节血量的功能。肝的这一功能与其疏泄的功能有着密切的联系，因为血液的运行有赖气的推动，疏泄功能正常，气机条达舒畅，血液则贮藏有时，流通无阻。而肾脏"受五脏六腑之精而藏之"，精与血可互相转化。《张氏医通》指出："气不耗，归精于肾而为精；精不泄，归精于肝而化清血。"故肝肾同源，二者功能正常时，则精血蛰藏，不外泄。

由此可见，在五脏系统之中，作为子脏的肝在功能上对母脏肾的调控作用是肯定的。由于肾与肝生理上密切相关，病理上相互影响，因而肾病往往可以通过治肝而收功，从而拓宽了中医肾病的诊断思路，丰富了中医肾病的治疗方法。以下谨举严教授临床二例"肾病从肝论治"加以说明。

患者，女，12 岁，长乐学生。

患者偶然体检发现镜下血尿（++）~（+++），计数 120~500 个（普通视野），尿红细胞畸形率 90%，大多均一、偏小，见有芽孢。经常感冒。无明显浮肿、少尿。血压正常。生化等各项检查均正常。扁桃体Ⅰ度肿大，咽红。

中医诊断：肾风病。

中医辨证：外感风邪，入里化热证。

西医诊断：急性肾小球肾炎。

中药予以疏肝清热、凉血利咽，处方如下。

柴 胡 15g	黄 芩 10g	党 参 15g	甘 草 5g
半 夏 10g	大青叶 10g	木蝴蝶 10g	蝉 蜕 5g
白 芍 15g	地 榆 15g	桔 梗 10g	

7 剂。

服药后小溲畅利，尿常规示红细胞高倍视野 3~5 个。前方稍事化裁，迭进 30 余剂，诸症悉除，尿常规正常。小柴胡汤能和解少阳。咽红、扁桃体肿大为邪热挟痰郁结于咽（半表半里），运用小柴胡汤透邪泄热化痰结。某些类型的肾炎，如 IgA 肾病多发于感冒和咽部感染后，特别对于单纯性肾小球性血尿，应用小柴胡汤可疏肝理气，透邪泄热。

病案二

李某，男，7 岁。初诊。

患者 1 个月前双下肢及臀部出现深红色斑丘疹，对称分布，伴腹痛、关节痛、血尿、轻度浮肿。在外院诊断为过敏性紫癜性肾炎，予红霉素、泼尼松等西药及中药清热凉血解毒之剂治疗，紫癜有所好转，但血尿未见改善。现症见腹痛阵作，部位不定，腹饱胀闷，食欲不振，脉细弦数。尿常规示蛋白（＋），红细胞（＋＋）。

中医诊断：尿血。

中医辨证：肝旺脾虚、肝肾失藏证。

西医诊断：过敏性紫癜性肾炎。

中药予以抑肝益肾，处方如下。

柴　胡 15g	白　芍 15g	当　归 9g	泽　泻 9g
郁　金 9g	白　术 9g	防　风 5g	陈　皮 5g
炙甘草 5g	白茅根 30g	紫　草 30g	

7 剂。

药后症情平顺，疾病向愈，守此法筹治月余，诸症悉除，尿常规正常。

根据《黄帝内经》"乙癸同源"之说，无论是肾病及肝还是肝病及肾，或者肝肾同病，都可在肾病治肾、肝病治肝之外，考虑肾病治肝、肝病治肾、肝肾同治之法，以拓宽临床治疗思路，取得最优化疗效。肾病从肝论治拓宽单一的肾病治肾、肝病治肝的思路，为临床肾脏病的治疗开拓了广阔视野，也为今后继续研习中西医结合方法治疗肾脏病开辟出一条道路。

（卓旭尘）

第七节　阴阳思想与肾病临床医学指标

严教授临床经历丰富，擅长从中西医结合角度出发，以"西医辨病""中医辨证"为原则，"阴阳思想"总纲统领临床诊疗。

现代医学临床指标就如同舌脉一样，是"司外揣内""见微知著"的一部分。肾脏病中，大部分患者出现症状时已处于疾病中后期，所以更要重视现代医学临床指标这一"外阳"，才能更好地认识人体这个系统的"内阴"。

就比如尿常规这一指标，严教授针对其血尿、蛋白尿就有自己的认识。肾性血尿、蛋白尿，从阴阳学说来看不仅仅是肾脏的疾病。

严教授深入挖掘经典原文及其经意，《灵枢·决气》曰："中焦受气取汁，变化而赤，是谓血。"蛋白质更是其"汁"，与中医的"精微"相对应。结合蛋白尿是肾病的独立危险因素的结论，认为肾性血尿为肾病早、中期的症状，肾性蛋白尿是肾病中、后期的症状，而二者均属于精微外泄、下注。

《素问·五脏别论篇》曰："五脏者藏精气而不泻也。"《素问·上古天真论篇》曰："肾者主水，受五脏六腑之精而藏之。"《素问·六节脏象论篇》曰，"肾者主蛰，封藏之本，精之处也"，认为肾性血尿、蛋白尿其病位毋庸置疑在肾，与精微外泄、肾"封藏失司"有关，即肾失其开阖之能。而肾于脏腑阴阳中属阴中之阴。《素问·阴阳离合论篇》曰："三阴之离合也，太阴为开，厥阴为合，少阴为枢。"故肾的封藏之能，有赖太阴为其开门，少阴为其枢纽，厥阴为其关门，才能得以实现。

《素问·刺法论篇》曰："正气内存，邪不可干，邪之所凑，其气必虚。"《素问·著至教论篇》曰："合而病至，偏害阴阳。"外邪之阳侵袭机体之阴，外邪或上袭太阴肺经或直中太阴脾经，导致升降失司、封藏之门失开，少阴心经、肾经运转不灵、厥阴心包经闭合失常、少阴心经更伤，厥阴肝经疏泄失司、封藏之门失合。

而脾主统血、主升清，《医经精义》云，脾土能制肾水，所以封藏肾气也。肾性血尿"向内"首责脾，次责肾，最后责心、肝、肺。肾性蛋白尿处于肾病中后期，作为病理因素又可加重病情。肾性蛋白尿，首责肾，次责脾，最后责心、肝、肺。"向外问责"，严教授再结合"西医辨病"，根据不同疾病的表现，判定外邪性质。

根据上述理论，严教授治疗肾性血尿，以健脾为主，温肾为辅，佐以疏肝；治疗肾性蛋白尿，以温肾为主，健脾为辅，佐以疏肝，并酌情加收敛药。常用黄芪、太子参、党参、白术、茯苓、山药健脾，淫羊藿、巴戟天、鹿角胶、锁阳、菟丝子、女贞子、山茱萸等补肾，郁金、白芍、赤芍、王不留行等疏肝，芡实、金樱子等收敛，并根据不同疾病的临床表现，随证加减。

（王志旺）

第八节 慢性肾脏病中西医多维诊疗体系

多维诊断指结合了西医病理、中医临床辨证、体质因素等多维诊断，能更全面地反映患者病情变化、预后情况等。这里独立于指标之外的临床疗效判定标准，包括通过患者的症状及感受、体质变化等多因素来判断病情变化，才能够更立体、更全面地诊断、评估病情变化，也可以更客观地反映病情变化的过程。由宏观层面的天、地、时，推及中观层面的人、病、症，再及微观层面的实验室指标和肾脏病理，形成慢性肾病中西医多维诊疗体系。下面笔者就临床中严教授如何运用多维诊断理论开展慢性肾病的诊疗工作谈谈个人的一些体会。

首先，严教授认为疾病是在病因作用和正虚邪凑的条件下，体内出现的具有一定发展规律的正邪交争、阴阳失调的全部演变过程，具体表现为若干特定症状和各级阶段相适应的证候。由此可见，多维度辨证更具体化、针对性强，有助于我们多层次、多角度、全方位地开展诊疗工作，也是制订治法和方药准确性的有力保障。如 IgA 肾病作为我国最常见的原发性肾脏病，临床表现常以血尿为主，伴有蛋白尿及肾功能受损等，病理表现常以肾小球系膜区 IgA 免疫复合物沉积为主。目前，对 IgA 肾病发病机制的认识还不清楚，这就需要临床中医师通过多维诊断以提高诊断的效果。IgA 肾病是一种本虚标实的疾病，本虚以气虚和阴虚为主，气虚症状如神疲乏力、心悸气短、面浮肢肿、面色萎黄等，阴虚症状如口干咽燥、自汗盗汗、五心烦热、目睛干涩、大便干燥、心烦失眠等；标实以瘀血和湿热多见，瘀血症状如肢体麻木、腰痛、面色晦暗等，湿热症状如口黏口干、小便黄赤、四肢倦怠等。其二，慢性原发性肾小球疾病中医辨证分型的年龄分布有以下特点，各年龄段均以气阴两虚证最多，且随着年龄增长，脾肺气虚证的比例呈下降趋势，脾肾阳虚证的比例呈上升趋势，在湿热、寒湿、瘀血、风热等兼证中，以湿热和血瘀证最为常见。其三，蛋白尿、脂质代谢紊乱、高血压、肾功能水平是影响 IgA 肾病患者预后的重要指标，临床中发现中医气虚相关症状如面浮肢肿、头晕耳鸣等多与尿蛋白有关；气（阳）虚兼瘀浊相关症状如夜尿增多、四肢倦怠、头晕耳鸣、面色无华等多与肾功能损害有关；肝阴不足、气机不畅相关的症状如目睛干涩、头晕耳鸣、恶心呕吐等多与高血压有关。从中医辨证分型来看，脾肺气虚、气阴两虚的 24h 尿蛋白、血肌酐、尿素氮和血压水平均显著低于脾肾阳虚证。传统中医学宏观辨证与西医学微观流行病学调查存在一定的关联性，IgA 肾病最终多以免疫病理特征来诊断，加之中医辨证时对肾脏病理的认识不深，应该积极探索微观辨证的具体方法和依据。严教授把中医临床症状与病理微观辨证相结合发现中医证型由气虚→气阴两虚→肝肾阴虚→脾肾阳虚的演变，在一定程度上反映了肾脏病理进行性加重的病变过程。这种多维度的辨证论治不仅提高了中医辨证的科学性、规范性、准确性，也弥补了临床上不能反复进行肾脏穿刺的不足，利用中医学证候资料分析判断肾脏病理类型，对于疾病的发展和转归起到了预见性的作用。

其次，多维诊断更需要医者掌握临证抓主导病机的能力。主导病机是指在疾病发病过程中占据主导作用的主要病机，注重对单个疾病的个体化研究。"假患者体质之不同，借时令地域之变化，运气之顺逆，治之而不失其宜。"以病理为基础，以证候为先导，综合运用三焦、八纲、六经辨证，而以正邪辨证为统领进行辨证。举个例子：中医认为慢性肾脏病的发病原因主要是正虚邪实。正虚是指人体的气血不足，阴阳的亏虚而致身体本质的虚损，而以脾肾两脏的虚损程度为甚，正气虚损在慢性肾脏病发病中占据着主导地位；邪实指的是瘀血、湿热、水浊、湿毒等致病。严教授在临证时就擅于寻找复杂性机体的关键点或者敏感点，从复杂的四诊信息中提取核心的信息。对于疑难杂症和危重症更要善于寻找症状信息的敏感点，以截断或逆转病机。

最后，多维诊断是一种集合中医西医、人文伦理于一体的整合医学诊断体系。它需要医者拥有广博的医学知识，同时还应当具备社会学、伦理学及心理学的相关知识的储备。所谓学会"社会－医学－心理"的全科医学模式来诊疗疾病是一名当代中医必须具备的能力。

（卓旭尘）

第九节　肾脏病微观辨证

　　长期的临床实践证实，中医药从缓解症状、改善指标、减轻免疫抑制类药物不良反应、延缓病情进展等方面对治疗肾脏病均有确切疗效。随着肾穿刺活检技术推广，肾穿刺活检病理已成为肾脏病中医辨证论治中的重要参考资料，肾脏病微观辨证的专题研究已大量开展，但尚未达成共识并形成被广泛临床实践验证的理论体系。严教授于 20 世纪 80 年代开始进行肾穿刺操作，30 余年来肾穿刺 3000 余例，长期中医临床结合肾脏病理变化，进行肾脏病微观辨证，发现肾脏病微观辨证对临床实践有一定的指导意义。

一、肾脏病微观辨证的意义

　　长久以来，中医是基于宏观辨证，以解决症状、消除病因、改善状态为目的对肾脏病进行论治的。因此中医对肾脏病的认识建立在对症状的观察及对病因的分析的基础上，从对疾病的命名就可体现。如水肿、尿血、尿浊、关格等，都是使用直观可见的临床表现来命名；肾风、肾劳等疾病的命名，除描述了疾病发病特点以外，还包含了疾病的发病原因，即风邪伤肾、因劳致淋；一些肾脏病的病名中也阐述了病理状态，如肾衰、肾痹等。

　　肾穿刺活检病理在肾脏病诊治中有着极其重要的作用，不仅用来辅助诊断、鉴别诊断、制订治疗方案、判断疾病预后，同时也是肾脏病分类及命名的主要依据。因为肾穿刺活检病理在肾脏病诊治中的重要地位，使得肾脏病微观辨证的出现和发展具有必然性。

　　特别当患者无明显不适症状，即出现无证可辨的情况下，传统的四诊资料匮乏，肾穿刺活检病理便成为直观反映"肾体受损样貌"的唯一辨证素材。肾脏病的微观辨证是站在疾病的高度上进行的，从某种程度上说具有辨病的意义。长期的中医临床资料积累，严教授不断发现肾脏病理的微观变化与肾脏病中医辨证之间有一定的相关性。肾穿刺活检病理不但是一种疾病分类的依据，而且有利于总结归纳某一病理类型疾病的中医辨证论治特点。随着肾穿刺活检例数的逐渐增加，严教授开始进行针对中医证型与肾脏病理相关性的专题研究，一些基于肾穿刺活检病理的中医辨证特点被逐步总结，如在肾小管间质损伤较轻的阶段，中医证型多表现为脾肾气虚、肺肾气虚；中度肾小管间质损伤患者表现为肝肾阴虚的比例较轻度损伤患者增多；重度肾小管间质损伤患者多表现为气阴两虚、脾肾阳虚。病情较轻时多表现为脾肾气虚、肺肾气虚等证型，肺、脾、肾三脏功能失司，脏腑升降功能失常，而此时可无明显症状。随着病变程度加重，脾肾阳虚，体内水液代谢发生障碍，导致输布、排泄不利，清浊不分，水液潴留，精微物质外泄，血运迟缓，产生水湿、湿热、血瘀等一系列病理改变。肾间质损伤的程度与中医分型有一定的相关性，即随着肾间质损伤程度的加重，中医分型有从阴虚、气阴两虚致脾肾阳虚转化的趋势。

二、衷中参西、务实临床

作为肾脏病中医辨证论治的组成部分，微观辨证始终以患者，即"人"这一整体为服务对象，以治疗疾病为最终目的。肾脏病微观辨证应当是建立在大量临床诊治经验的基础上，以现代医学描述的肾脏微观结构为主体，以中医哲学思想作为构架进行辨证，衷中参西，源于临床实践，又服务于临床。

足细胞（即肾小球上皮细胞）连同基底膜一起构成了肾小球血液滤过屏障，其是保证肾小球通透性的重要结构。足细胞含有许多足突，足突间形成裂孔隔膜，形似口咽、皮毛的作用。口咽呼吸、皮毛散气、汗孔开阖有"通透"之意。《素问·痿论篇》云"肺主身之皮毛"，因此可将足细胞之屏障、通透功能与肺主卫外、司呼吸相联系，临床上足细胞病可从肺来论治。微小病变肾病、膜性肾病极易在受凉、感冒后发病，并可导致病情迁延，治疗中应特别注意固表、清肺、利咽。严教授固表常用黄芪、太子参、麦冬等，解表常用麻黄连翘赤小豆汤加减，利咽喉常选用牛蒡子、桔梗、甘草等，病情稳定时亦可使用，以防疾病复发。

系膜是由系膜细胞和系膜基质组成，系膜细胞含有大量的肌动蛋白和肌球蛋白，具有类似平滑肌的收缩和舒张功能，这种功能与筋膜类似。《素问·痿论篇》云"肝主身之筋膜"，故系膜细胞疾病可试从肝论治。临床 IgA 肾病均伴有系膜细胞增生性变化，此病发作时常常伴有扁桃体肿大、炎症，而扁桃体又是人体肝经循行路线，此时应用一些清肝泻火、清热利咽的药物往往能够收到良好的效果。系膜增生性疾病多为慢性病程，治疗过程严教授常以白芍柔肝，柴胡疏肝，山茱萸、枸杞子养肝为主，但总以调达、柔和为本。

目前临床诊疗中虽然会参考微观辨证，但大样本量的临床研究尚不多，只有不断地通过临床疗效进行检验和修正，不断地完善和丰满，才能逐渐形成客观、有序，甚至量化的肾脏病微观辨证体系，从而更好地服务于肾脏病的中医诊疗。

（金一顺）

第十节　五子衍宗丸治疗慢性肾脏病经验

在慢性肾脏病的整个治疗过程中，大量蛋白尿是颇为棘手的难题。此类患者，多是经过西医大剂量激素治疗后，尿蛋白持续不降，又改投中医治疗的，病情复杂多变难愈。严教授从事临床多年，有着丰富的临床经验，尤其擅长肾脏系统疾病，常用五子衍宗丸（汤）加减治疗肾脏系统疾病，常常取得良好效果。

五子衍宗丸首见于王肯堂《证治准绳》。所谓"五子"为菟丝子、五味子、枸杞子、覆盆子、车前子。五子衍生丸具有补肾固精、填精补髓、疏通肾气之效。严教授认为大量蛋白尿，导致大量精微物质流失，脾、肾失于濡养，如果蛋白尿不加以控制，虚损进一步加重，病情则迁延难愈。消除蛋白尿，首当调理脾、肾两脏。盖脾主运化，调节精微的摄取与水液的输布。《素问·经脉别论篇》曰："饮入于胃，游溢精气，上输于脾，脾气散精，上归于肺，通调水道，下输膀胱，水精四布，五经并行。"可见在精微物质的输布与水液代谢过程中，脾之健运占有极为重要的地位。今脾虚精微摄取、输布功能失司，清浊不分，精微瘀浊随尿而下。又因肾藏精，主蛰，为封藏之本，职司开阖。肾虚开阖失常，未能固摄精气，致尿中蛋白大量丧失。可见蛋白尿的产生与脾肾同病、功能失调密切相关，病情能否得到控制，蛋白尿流失能否控制是关键，故采用收敛之法，着重于恢复肾脏收敛之功，使肾藏精，精微不失，故运用五子衍生汤加减益肾敛精。

严教授于五子衍宗丸加减常用基本方药：枸杞子、覆盆子、菟丝子、五味子、车前子、白术、茯苓、党参、山药、芡实、金樱子等。临床加减方法如下：①见面色虚浮，恶风自汗，体虚易感风邪，此乃卫外之气不固，外邪得而凑之，方中加黄芪、防风、浮小麦等益气固表；②见纳呆便溏，或因应用克伐脾胃的大剂量免疫抑制剂后，胃气不和、纳少、恶心，可配合参苓白术丸，或二陈汤、香砂六君子之类药物健脾止泻、和胃止呕，以减少西药对胃肠道的不良反应；③若病情迁延，日久不愈，尿中蛋白持续（++）以上者，伴水肿退而不尽，周身乏力，予阴阳平调与血肉有情之品，如淫羊藿、巴戟天、山茱萸、龟甲胶等，补肾填精；病久，面色黧黑，皮肤瘀斑，舌质暗，边有瘀斑（点），脉弦涩，瘀血停着者，加益母草、丹参、路路通等活血化瘀；④见周身浮肿，四肢乏力，脘腹胀满，恶心欲吐，小便黄，或涩痛不畅，舌红苔黄腻，脉濡数，属湿热蕴结。加茵陈、车前草、虎杖、土茯苓等清利湿热；⑤伴有皮肤痈肿疖疮者，加金银花、大青叶、连翘、紫花地丁、蒲公英等清热解毒；⑥若尿量减少，高度浮肿者，可配合五皮饮、五苓散行气利水消肿；⑦伴五心烦热，腰膝酸软，舌红少苔，脉细数者，乃肾阴亏虚，配六味地黄丸、二至丸滋补肾阴；⑧伴面色白，畏寒肢冷，舌淡，苔白滑，脉沉迟者，乃肾阳不足，配真武汤温阳利水；⑨水肿大势已去，可服五子衍宗丸加减，以益肾敛精。

严教授认为五子衍宗丸加减基本方，为补肾益精、扶阳固涩之要方，主治肾阴不足、阴损阳虚诸证。方中枸杞子、菟丝子补肾益精为主药；菟丝子既可益阴，且能扶阳，温而不燥，补而不滞；覆盆子、五味子固肾涩精；车前子利水泄肾中虚火。党参、茯苓、白术、甘草益气健脾，山药、茯苓相伍，甘淡渗湿健脾，相得益彰，脾气健运，则精微摄取输布功能正常。金樱子合芡实，为水陆二仙丹，有收敛补肾之功。诸药合用，使脾气健、肾精充，先后天互养共济，故可消除尿中蛋白矣。由于慢性肾病病情常缠绵难愈，临床选方用药不可频繁更换方药，急于求成，更不可乱投医药，贻误病情。

（金一顺）

中药含钾量对慢性肾衰竭高钾血症患者的影响

慢性肾脏病是肾脏功能受损而出现的临床综合征。随病情的迁延，肾功能持续下降，发展为慢性肾衰竭，最终进入尿毒症期，需依靠肾脏移植或透析治疗来维持生命。随着高血压、糖尿病、代谢性疾病等高危因素的发病率的上升和人口老龄化，慢性肾脏病在全世界范围内发病率亦呈明显升高的趋势。

多年的实践经验及大量的临床报道表明，中医药在改善慢性肾衰竭症状、保护残余肾功能、延缓早中期肾功能进展、推迟进入透析和肾移植时间等方面取得明显疗效。但是现代中药研究分析显示部分中药含钾量较高，且钾离子水中溶解度大，中药复方水煎剂中的含钾量更是不能忽视。随着慢性肾衰竭进入终末期，逐渐少尿甚至是无尿，尿钾排泄逐步减少，高钾血症发生率随之升高。慢性肾衰竭患者长期口服中药汤剂是否会引起钾在体内蓄积，进一步增加高钾血症的发生率？即使中药治疗存在其疗效优势，但由于严重的高钾血症危及生命，不少学者对此表示担忧，对运用中药治疗也只能望而却步，尤其对于慢性肾脏病 5 期非透析患者。严教授认为中药毒副作用不能忽视，但亦不能因噎废食。

一、单味中药含钾量分析

现今，绝大部分对中药微量元素的研究，检验的是原药的钾元素含量。如有学者等运用火焰原子吸收法测定 619 味中药原药的含钾量，约有 91% 的中药含钾量在 1~3mg/g，约 5.2% 在 1mg/g 以下，含钾量在 3mg/g 以上的为 3.8%，包括槐角、槐米、淡豆豉、葶苈子、青皮、莱菔子、天冬、牛膝、桑寄生、茺蔚子、全蝎、金毛狗脊、白术、山药、五倍子等。

二、含钾量高的中药分类

参考相关文献及《微量元素与中医药》所记载的单味中药含钾量最高值，筛选出肾科常用中药中含钾量高（大于 2.2mg/g）的共 106 味。其中，含钾量大于 10mg/g 的共 43 味药，具体如下。

解表药：防风、羌活、紫苏叶、葛根、薄荷、白芷、麻黄。

清热药：蒲公英、栀子、金银花、连翘、大青叶、板蓝根、鱼腥草、玄参、贯众、重楼、竹叶、穿心莲、青蒿、决明子。

理气药：枳实、枳壳、佛手。

化湿药：砂仁。

利水渗湿药：茵陈、泽泻、车前子。

活血化瘀药：郁金、泽兰、益母草、姜黄。

补虚药：肉苁蓉、锁阳、熟地黄、冬虫夏草、续断。

温里药：吴茱萸。

止咳化痰药：紫菀、款冬花、前胡。

泻下药：大黄。

收涩药：益智仁。

三、中药对血钾影响的研究

中药为天然植物药，其成分冗多复杂，除了各种有机成分，尚含丰富的无机离子，而各种成分作用相互影响，无法如西药一样确定单一作用靶点，影响血钾的最终净效应，亦不能单纯以含钾量进行判断。目前中药对血钾影响的研究仍比较少，现有的文献报道大部分为医家的经验之谈或个案病例，尚缺乏系统科学的研究。回顾相关文献，中药治疗对患者血清钾离子的影响结果并不一致。

中药降低血钾。服用中药或其提取物导致低钾血症报道最多的是甘草及其提取成分甘草酸、甘草次酸等。早在 1946 年有学者报道用甘草治疗消化性溃疡患者时，尿钾排出增加，并出现低钾血症。另一方面，中药中尚高频使用含大黄、火麻仁、桃仁、肉苁蓉、枳实、白术等泻浊通便、润下通便及下气通便的药物，合并服用的中成药亦主要是含有大黄的制剂，保持大便通畅，可能增加肠道排钾。

关于慢性肾衰竭患者服用中药是否会引起血钾升高的问题，目前备受关注。严教授认为，慢性肾衰竭患者由于肾小管的电解质代谢功能比较脆弱，因此钾离子代谢容易紊乱。高血钾可以出现在未服中药的病人，慢性肾衰竭常用药、降压药及水果、坚果等，也都有引起高血钾的可能。部分患者加服了中药也确实有高钾血出现，但也有不少病人加服中药没有出现高血钾。因为病人均为综合治疗，非单纯使用中药治疗，所以高血钾原因不太确定。有部分出现高血钾的病人，追问病史时表述近期吃了较多的水果，嘱其停食水果1周，复查血钾可下降至正常。

此外，如果仅仅是服用中药会引起高血钾，那么反过来说，低血钾的患者服用中药是否能够升血钾？这个在临床未见。

值得注意的是，慢性肾衰竭患者使用中药确实要格外小心。叶类药、种子类药宜慎用，汤药不宜久煎。

总的来说，慢性肾衰竭患者服用中药汤剂是否会引起血钾升高，还需要通过合理设计的临床试验来证实。同时，对于患者的血钾水平监测和饮食管理也是慢性肾衰竭治疗过程中不可忽视的环节。

（金一顺）

加味鲫鱼汤辅助治疗慢性肾炎水肿

水肿临床比较常见，一些慢性肾炎水肿患者临床治疗常常需要较长时间，容易反复。药膳发源于我国传统的饮食和中医食疗文化，历史悠久，临床应用比较广泛。对于水肿患者，平素在正规治疗基础上，合理配合药膳治疗，常可获得比较理想的疗效，并为巩固治疗效果提供方法。严教授的药膳"加味鲫鱼汤"是在古方千金鲤鱼汤基础上变化而成，认为鲫鱼利水消肿优于鲤鱼，具有益气健脾、补肾活血、利水消肿的作用，在西医或中医治疗水肿效果不佳时，可获一定疗效。《肘后备急方》治卒病水肿："鲫鱼三尾，去肠留鳞，以商陆、赤小豆等分，填满扎定，水三升，煮糜去鱼，食豆饮汁，二日一作，小便利愈。"

一、加味鲫鱼汤组成

新鲜白鲫鱼 250~300g、黄芪 30g、玉米须 30g、赤小豆 30g。

加减法：气虚甚，可加黄芪至 90~120g；蛋白尿日久不消，可加芡实 30g、金樱子 30g；水肿明显，可加冬瓜皮 30g、茯苓皮 30g；纳差腹胀，可加茯苓 30g、白术 30g；瘀血甚，可加当归 10g。

煎煮法：鲫鱼去鱼鳞、内脏洗净，赤小豆先用水泡胀后放入锅内煮至七成熟时再放入鲫鱼及其他药材，同煮至烂熟，不加调料，早、晚空腹服用，食鱼喝汤，隔日 1 次，连服半个月。

二、药物功效

白鲫鱼：《药性赋·热性》认为，鲫鱼有温胃之功；《本草经疏》认为，鲫鱼调胃肠，与病无碍，诸鱼中唯此可常食；《中药大辞典》认为，其味甘、性平，主治脾胃虚弱，纳少无力，痢疾便血，水肿淋病，痈肿溃疡。

黄芪：《神农本草经》载："味甘，性微温。主治痈疽，久败疮，排脓止痛，大风癞疾，五痔，鼠瘘，补虚，小儿百病。"《名医别录》："无毒。主治妇人子脏风邪气，逐五脏间恶血，补丈夫虚损，五劳羸瘦，止渴，腹痛泄利，益气，利阴气。"

玉米须：《滇南本草》云："性微温，味甘。宽肠下气。治妇人乳结，乳汁不通，红肿疼痛，怕冷发热，头痛体困。"《四川中药志》云："清血热，利小便。治黄疸，风热，出疹，吐血及红崩。"

赤小豆：《神农本草经》认为其"主下水，排痈肿脓血"；《名医别录》云："甘酸，平，无毒。主寒热，热中，消渴，止泄，利小便，吐逆，卒澼，下胀满。"

三、组方功效

功效：益气健脾，补肾活血，利水消肿。

主治：慢性肾炎（膜性肾病、肾病综合征、各类难治性肾病等）迁延日久，气虚肾惫脾弱，精气外泄，气化不利，水气泛滥。

症状：水肿缠绵，时重时轻，时起时伏。面色虚浮㿠白，纳少疲乏，小便短少，大便溏薄，蛋白尿经久不消，舌胖大而淡嫩、边有齿痕、苔薄白或白滑，脉沉迟或沉细而滑。

四、组方分析

严教授云：肾者，主水；脾属土，主运化；肺主通调水道，肺、脾、肾三脏在机体水液代谢中发挥重要作用。"饮入于胃，游溢精气，上输于脾，脾气散精，上归于肺，通调水道，下输膀胱，水精四布，五经并行，合于四时五脏阴阳，揆度以为常也。""肾者，至阴也。至阴者，盛水也；肺者，太阴也，少阴者冬脉也，故其本在肾，其末在肺，皆积水也。"而脾为肺之母，脾的功能正常肺才能更好地发挥宣降的作用。水肿与脾、肾的关系极为密切，《素问·至真要大论篇》云："诸湿肿满，皆属于脾。"《诸病源候论·水肿候》"肾者主水，脾胃俱主土，土性克水，脾与胃合，相为表里，胃为水谷之海，今胃虚不能传化水气，使水气渗溢经络，浸渍脏腑……故水气溢于皮肤而令肿也。"脾与肾在生理上相互促进，病理上相互影响，在水肿病上二者的地位尤为突出，《素问·水热穴论篇》云："肾者，胃之关也，关门不利，故聚水而从其类也。上下溢于皮肤，故为浮肿。"《景岳全书》云："以精气言则肾精之化，因于脾胃；以火土言则土中阳气，根于命门。"

严教授认为慢性肾炎水肿病机多为本虚标实，以脾肾两虚为本，水湿瘀滞为标，脾虚不运，水液难蒸，肾阳不振，开阖不利，膀胱气化失司，水湿停滞，泛溢而成水肿；脾气虚弱，脾气无法散精，且肾不藏精，而使精微下渗，随尿而出，形成蛋白尿久不消退。病程日久则瘀血内生，长期使用导湿利水之品，必损伤正气，继而导致五脏俱损，至此临床治疗棘手。正如张景岳云："水肿证以精血皆为水，多属虚败。"故当以标本同治，补泻并举，以健脾益气，补肾活血，利水消肿为法。

加味鲫鱼汤中鲫鱼为君，有利水、消肿之功，且为血肉有情之品，填精补髓，利于水肿消退而无耗伤正气之弊，还能补充人体日常所需蛋白。玉米须利水消肿，更伍赤小豆健脾利湿，行水消肿，配黄芪益气固元。诸药相合，全方补而不滞，泻而不伤正，辅助治疗。此汤用于治疗慢性肾炎顽固性水肿和蛋白尿，可获良效。

（范有龙）

第十三节　　　"治风先治血，血行风自灭"初探

　　"治风先治血，血行风自灭"是中医学历史长河中经典理论之一，首见于陈自明《妇人大全良方·卷三》"贼风偏枯方论篇"。其在文中曰："贼风偏枯者，是体偏虚受风，风客于半身也……夫偏枯者，其状半身不遂，肌肉枯瘦，骨间疼痛。"古人有云："医风先医血，血行风自灭是也。治之先宜养血，然后祛风，无不愈者。"关于其中的"风"的含义，后世医家各有不同的见解。但大多数医家都认为其中的"风"既包括外风，也涵盖了内风。

一、"风"与"血"的关系

　　《灵枢·痈疽》云："中焦出气如露，上注溪谷，而渗孙脉，津液和调，变化而赤为血。"血源自于先天之肾精与后天脾胃运化的水谷精微，在肝气的疏泄下，变见于肺之气口，于心气作用下化而为血，具有濡润脏腑肌肉的作用。血在风证的发生、发展和转归的病程中起着至关重要的作用。

　　风为百病之长，四季皆能伤人，经口鼻或肌表而入，具有轻扬开泄、善行而数变的特点。营卫虚弱，外感风邪，以致腠理开泄失司，汗液不固而外泄。汗为心之液，血汗同源，进而导致营血虚甚，卫气司外更加无力。与此同时外风侵袭，留于肌表、经络、筋肉、骨节等处，与气血相搏，化生他邪。风邪易与寒、湿、燥、热诸邪相合为患，久则经脉运行受阻，气血不畅，故而出现风疹、湿疹、关节酸痛等症状。

　　内风多因脏腑功能失调，机体失去阴阳平衡，阴血失充所致。肾精不足，水不涵木，则会影响精髓化血和肝的正常生理功能。肝肾阴亏，肝阳不潜，亢逆无制，化风内扰；外感邪热，炽阴耗血，燔灼筋膜，热极生风；

阴精不足，水亏火旺，虚热内生，筋膜失养；久病暗耗，阴亏血少，经脉拘挛，肌肉眠动。故肝阳化风、热极生风、阴虚动风、血虚生风是内风生成最主要的病因病机。

二、"治风"与"治血"

历代治疗风证名方甚多，仔细分析，其中都蕴含有"治血"之法。明朝李中梓的《医宗必读》，在阐述行痹的治法时说："治行痹者，散风为主，御寒利湿仍不可废，大抵参以补血之剂，盖治风先治血，血行风自灭也。"提出了对于风、寒、湿三气杂至而成的痹证，在祛风散寒除湿的同时，不忘参以补血之剂。机体只有阴血充盛、血行畅达时，外风才易散，内风才易息。

内风的生成与阴血、津液虚乏相关，故在内风的治疗上需要滋阴血、增阴液。《黄帝素问宣明论方》中所提之地黄饮子，治阴虚阳实之喑痱证，以熟地黄、山茱萸、麦冬滋阴补血，益精填髓；《通俗伤寒论》中治疗肝经热盛，热极动风之羚角钩藤汤，以芍药、甘草、生地黄酸甘化阴，增液舒筋；《温病条辨》中具有滋阴熄风功效，治疗阴虚风动之大小定风珠，用血肉有情之阿胶、鸡子黄、龟甲补肾益精，育阴以潜阳，芍药、甘草、五味子酸收固涩，敛阴生津，熟地黄、麦冬、麻仁滋阴益肾，养阴润肺，金水相生以熄风。

严教授在临床上认为，血虚生风者，非真风也，实因血不养皮肤，阴虚血热，血热妄行而致如风状的风疹。血虚生内风，故不能以祛风为治疗大法，内风本在阴血亏少，当予沙参、玄参、麦冬、何首乌、地黄、天花粉，这些中药液多质重，能滋阴血而熄肝风，滋阴养血，阴血充足，内风自熄。而在滋阴选药时亦有在五脏、三焦之分，临床应用时应仔细琢磨。

"治风先治血，血行风自灭"所指之"风"，应包括"外风"与"内风"。所治之血，包括阴液即阴血、津液，同时还需要考虑瘀血。祛风、散风为直接治风之法，而间接治法中，治外风中的治血之法，不仅仅局限于补血养血活血上，还包括行气活血、温经活血、凉血活血等，使血行风灭；治内风中的治血之法，可用滋、养、育、敛阴血、津液等法，补血滋阴，敛阴收液，阴血充足，则内风自平。

（金一顺）

第十四节　贫血的中医诊疗

中医没有贫血这一名词，常把贫血归于血虚范畴。血虚主要是人体血液绝对或相对不足，不能濡养滋润五脏六腑、四肢百骸、经脉，而出现的一系列虚弱表现的总称。

一、病因病机

（一）来源不足

来源不足与血生成的各个环节密切相关。《灵枢·营卫生会》云："中焦亦并胃中，出上焦之后，此所受气者，泌糟粕，蒸津液，化其精微，上注于肺脉，乃化而为血。"又有《灵枢·决气》云："中焦受气取汁，变化而赤，是谓血。"说明血的形成与中焦脾胃受纳水谷精微之气及上焦的肺脉密切相关。当各种原因引起的脾胃虚弱、肺脉不利时，均可导致来源不足而出现血虚。

（二）消耗过多

《素问·腹中论篇》云，"病名血枯。此得之年少时有所大脱血。若醉入房中，气竭肝损，故月事衰少不来也"，指出失血及酒后房劳气竭肝伤是导致血虚的两个因素。从精血同源角度看精亏可导致血虚。各种慢性消耗性疾病均可导致血虚，要注意鉴别原发与继发病因。

（三）瘀血内阻

外感寒邪或内生寒邪可导致瘀血内阻而引起血虚。寒气可以导致血脉凝滞。"瘀血不去，新血不生"，瘀血内阻，可导致血虚。

二、证候特点

情志睡眠异常：血虚者常表现为恐惧、神志不宁、郁闷、自卑、失眠。女性患者在月经期或产后，上述症状可反复发作或加重。血虚发热：既可表现为类似白虎汤证的大热大渴，也可以表现为皮肤燥热、五心烦热、往来寒热。血虚风动：血虚容易招风，筋脉拘挛，肌肉瞤动等。血虚发燥：与血的濡养功能缺失有关，可以出现大便难，口干舌燥，口舌生疮，皮肤干燥脱屑等。头面躯干四肢：血虚有典型的面部颜色变化，"色白者，亡血也"，头发无光泽、眉毛脱落、肢体麻木、血虚腹痛、体重下降、形体消瘦等。汗出、月经异常：常出现潮热盗汗，月经不调。舌脉变化：舌色多红，或淡红，脉沉弱，或脉细缓无力，或浮大而芤。

三、治则治法

（一）治疗原则

注意因病致血虚和血虚致病的区别。对于因病致血虚的治疗。《重订通俗伤寒论·气血虚实》明确指出："若因病致虚，去病为要，病去则虚者亦生，断不可骤进蛮补，补住其邪，使邪气反留连而不去。"而对于血虚致病的治疗，张景岳在《质疑录》提出："果属血虚，亦当补气，以气有生血之功。"此外，张从正在《儒门事亲集要》还提出"血虚禁吐"的基本原则。

（二）治法

治法宜益气补血、滋阴补血同用。

《金匮要略》的小建中汤、当归生姜羊肉汤、炙甘草汤等，均是治疗血虚的有效方剂。四物汤是目前公认的补血基本方，宋《太平惠民和剂局方》指出此方能"调益荣卫，滋养气血"。

严教授补血常用处方由黄芪、熟地黄、黄精、鸡血藤、枸杞子、菟丝子、当归等组成，该方含有当归补血汤在内，全方包含益气补血、滋阴补血、温阳补血、活血补血等功效。若血热者，则可改熟地黄为生地黄，加牡丹皮、赤芍等加强凉血补血之效；若阴虚甚者，可合上二至丸，加强滋阴养血；若阳虚甚者，可加少许肉桂、干姜、附子等，少火生阳气，补而不峻；若出血甚者，可加红参、姜炭、侧柏叶（炭）、地榆炭等止血。

现代医学应完善相关理化检查，明确贫血的原因，常见有缺铁性贫血、再生障碍性贫血、地中海性贫血、肾性贫血、肿瘤贫血，亦有营养不良导致的素食者贫血、月经过多贫血、外伤贫血等，各随其病症而治之。

（范有尨）

何首乌应用经验浅谈

何首乌为蓼科植物首乌的干燥块根，经黑豆汁蒸或炖后即成制何首乌。其归肝、肾经，有补肝肾、益精血之功效。现代医学研究发现何首乌具有抗衰老、降血脂、抗炎镇痛、调节机体免疫功能等作用。慢性肾衰竭是各种肾病持续发展的最终结局，临床表现为肾功能减退，水、电解质、酸碱代谢紊乱；病理学表现为肾小球硬化和肾间质纤维化。严教授在慢性肾病治疗过程中，常常使用制何首乌，常可起到延缓肾脏病进展的作用。有学者研究发现制首乌对阿霉素肾病大鼠的蛋白尿改善方面具有一定作用，并能明显降低血清肌酐、尿素氮水平，提高血清白蛋白水平，对受损的肾小球有一定的修复作用，说明制何首乌对肾脏病变有较好的治疗作用。前期研究发现，肾纤维化是所有慢性肾脏病进展到终末肾病的共同病理过程，转化生长因子 $-\beta_1$ 是最主要的致纤维化因子，Smads 属于转化生长因子 β_1 的下游信号传导蛋白，其中 Smad4 是共同通路型 Smad，Smads 的生物效应是在 Smad4 的参与下与其他 Smad 蛋白相互配合完成。制何首乌对阿霉素肾病大鼠的蛋白尿改善方面具有一定作用，有可能是通过抑制 Smad4 与其他 Smad 蛋白合成而实现的。

但近年来屡见何首乌及部分相关制剂导致肝损伤报道，个别患者可发生严重不良结局，引起了国内外广泛关注。总体来说，何首乌及部分相关制剂导致的肝损伤与大部分药物性肝损伤比较，并无特异性的临床指标与病理表现。对何首乌相关肝损伤来说，临床分型以肝细胞损伤型多见（90%以上），而胆汁淤积型和混合型相对较少；病理分型以急性肝炎型和瘀胆性肝炎型为主，慢性肝炎型较为少见；绝大多数患者损伤程度以轻中度为主，且预后良好（80%以上患者停药后可自愈或经治疗后可恢复），部分患者可能发展为慢性肝损伤，个别患者可发生肝衰竭，甚至死亡。何首乌及部分相关制剂导致的肝损伤患者临床表现个体差异较大，有的患者仅表现为无症状的肝脏生化指标异常；部分患者出现乏力、食欲不振、恶心、厌油腻、胃脘不适、肝区疼痛、腹胀等症状；胆汁淤积型患者可出现皮肤和巩膜黄染、皮肤瘙痒、大便颜色变浅等；少数患者可出现肝外过敏症状。

严教授常在临床使用何首乌时提醒我们要注意以下几点：①何首乌、制何首乌在药性、功效和毒性方面有较大差异，一般来说生何首乌毒性大于制何首乌，避免生、制何首乌混淆使用；②对于极少数的易感人群，何首乌使用剂量越大、疗程越长，肝损伤风险也越大。建议参照《中华人民共和国药典》剂量规定范围使用，连续用药超过20d时，应注意监测肝功能；③重复用药导致何首乌剂量叠加，可能增加肝损伤风险。建议不要同时服用含有何首乌的不同制剂或中药汤剂。避免何首乌与其他可能导致肝损伤的药物联合使用。④与不同药物配伍起到不同的作用。配伍黄精治疗肝郁化火，何首乌滋补肝阴，黄精偏益肝肾，二者共同弥补肝火所致的阴虚，何首乌多用15g，黄精用15 g；配伍降血糖以补气活血，通经活络，何首乌多用15g，鸡血藤多用15~30g；配伍葛根升阳生津，共奏滋阴生津、补益肝肾之功效，何首乌多用15 g，葛根多用30g；配伍墨旱莲以补肝肾之阴，共同以滋肾阴，何首乌多用10g，墨旱莲多用15 g；配伍山茱萸以补肾益阴而不碍邪，何首乌多用10~15g，山茱萸多用15g。

何首乌等引起的肝损伤在内的中药安全性问题虽然引起广泛关注，增加了人们对中药安全性问题的疑虑，但合理使用，不但可以避免副作用，而且可以起到更好的治疗作用。

（金一顺）

第十六节 **中药肾毒性浅谈**

中药在我国已有2000多年的历史，在各类疾病的防治中广泛使用，其相比于西药副作用较小，组方使用耐受性较高，在全球有广泛的使用者，但近年来关于使用中药导致肾病的报道屡见不鲜，中药的毒性开始引起大家的重视。

中药的毒性是具有普遍性和相对性的。广义上，中药的毒性指药物的偏性；狭义上，中药的毒性指药物对人体的伤害性。《儒门事亲》中论及"凡药有毒也，非止大毒小毒谓之毒，甘草、苦参不可不谓之毒，久服必有偏胜"。随着中药现代研究的深入，越来越多的中草药被指具有肾毒性。除了古书和《中华人民共和国药典》中明确表明具有毒性的药物外，现代研究还发现，许多传统处方运用历史中很少言其毒性，却在当今运用中发生肾毒性危害。

近年报道的产生肾毒性的中草药有120余种，其中包括临床常用的中药，如厚朴、益母草、艾叶、天花粉、柴胡、泽泻、三七、天麻、决明子、肉桂、独活、补骨脂、全蝎、蜈蚣和大黄等。如果只要产生肾毒性，该中药就弃之不用，那临床医生将无所适从。

中药毒性的有无、大小与机体的状态即病和（或）证有关。《素问·六元正纪大论篇》中提出："……有故无殒，亦无殒也……"原文意指妊娠妇女在处于"大积大聚"的危重状态下，可适度合理地使用峻下、滑利、破血、耗气等大热大寒或有毒之品以达到治疗效果，现代被引申到临床各科疾病的治疗中。越来越多的专家学者认识到，在使用峻毒药物时必须考虑机体状态，辨证用药。看待药物有无毒性时，应着眼于药物与机体、药物与证候之间的关系。当机体存在邪气时，药证相符，药物作用于病邪，表现出治疗作用；而当药物作用于正常机体，或药证不符时，偏性（毒性）就会作用于机体本身，表现出有害作用。

肾是人体重要的排泄器官，用于维持机体水及电解质均衡，也是药物毒性作用常见的靶器官，仅次于肝。中药成分复杂、靶点多，引起肾毒性的病理表现和毒性机制更为复杂多样，临床缺乏特异表现，早期可以出现肾小管功能损伤，随着病情发展逐渐出现肾小球功能异常。有毒中药可直接损害肾，导致肾功能和肾组织结构的改变（急性肾小管坏死）而造成肾损害，轻型病例可有蛋白尿，尿中红细胞和管型排出增多，尿量减少，并有氮质血症的发生。重型病例表现为尿少或无尿。如雷公藤致肾功能损害者的病理有较严重的肾小管病变，光学显微镜下可见肾小管中有明显炎症细胞浸润，肾小管上皮明显变性、坏死及萎缩。关木通致大鼠急性肾衰竭的病理也发现有严重的肾小管病变。含马兜铃酸中药导致的肾毒性也表现为肾小管功能障碍型马兜铃酸肾病，肾小管变性、萎缩，部分甚至崩解、脱落，肾小管管腔扩张，肾间质无明显病变或轻度水肿，肾小球基本正常。

中草药在帮助人类战胜疾病的同时，部分中草药由于药物本身的问题、用药方法的问题及患者体质问题等，对机体产生了一定的损害。引起中药肾毒性的原因主要有以下几方面。

一、中药本身具有肾毒性

2015版《中华人民共和国药典》（一部）收载80多种有毒中药，其中毒性靶器官集中于肾的有20多种，分别是关木通、草乌、斑蝥、天南星、木鳖子、甘遂、仙茅、半夏、朱砂、华山参、芫花、京大戟、制草乌、牵牛子、轻粉、常山、雄黄、蓖麻子、蜈蚣、川楝子、北豆根、两面针、鸦胆子和蛇床子等。以上所列有毒中药，广大医药工作者应予以重视，在临床应用时应充分考虑患者的体质、药证是否相应、药物是否经过正规炮制，并且应合理配伍以期达到减毒增效的目的。

二、中药肾毒性产生的原因

（一）种植因素

目前，我国野生药材资源逐渐减少，很多药材已由野生转为人工栽培，许多药材由于产地、土壤、品种、生长周期、采摘季节、时辰和炮制等均未严格规范要求，种植也未严格执行标准，以及农药、化肥和生长调节剂的应用，使部分中药的药效明显减退，甚至产生肾毒性。

（二）中药品种混淆

由于历史原因，有不少中药名与药用植物名重名，同时，同名异物、同物异名的现象也普遍存在，由此引发了很多中药误用而导致肾毒性事件。

（三）中药炮制或煎煮不当

一些中药毒性较大，需通过炮制降低毒性，如巴豆和苍耳子需通过炮制去除毒蛋白，若炮制不当则可造成肾损伤。中药中含金属元素的药物主要是矿物类药物，其中对人体毒性较大的主要是含汞和铅类等药物，主要有朱砂、轻粉和升汞（氯化汞）等，经水处理或将游离的汞除去可以使其毒性降低；马钱子等的种子均含番木鳖碱和马钱子碱，经过热处理后番木鳖碱和马钱子碱的结构会遭到不同程度的破坏，使毒性成分含量降低，毒性减小。还有一些药物对煎煮时间有要求，如乌头类药物应久煎以降低其毒性，而山豆根煎煮过久可增加其毒性。

（四）用量过大

对于中药剂量的重要性，中医有句俗语是"不传之秘在于量"。由于中医的处方是根据病情的需要，在辨证论治的基础上，选用相应的药物，还要确定适当的剂量。在一定范围内，药物剂量的大小与其有效成分在血液中浓度的高低及其作用强度呈依赖关系。如果用量适当，恰中病情，可攻病愈疾；若剂量过大，攻伐太过，会变生危害，甚至危及生命。

（五）特禀体质

少数过敏性体质及特异性遗传病患者对药物的反应与一般人不同，其出现肾毒性往往与中药毒性及用法用量无关，完全由患者本身体质所致。

综上所述，中药的临床运用，应当适当炮制，恰当配伍，合理使用是预防中药肾损害等不良反应的重要方法。中医的特点是整体观念、辨证论治，中药的生命力就在于中医理论指导下的辨证施治。临床医生应以辨证用药为基本原则，选用规范炮制后的药材以减少毒性，慎用有肾毒性的中药，辨证施药。对已经有肾功能不全的患者应尽量避免使用有肾毒性的中药。对于有肾毒性的中药要加强监测，注意患者肾功能的变化。

（金一顺）

第四章
临床研究

第一节 解毒通瘀复肾汤对系膜增生性肾小球肾炎小管性蛋白影响的临床研究

◎**研究目的** 本项临床研究通过开展解毒通瘀复肾汤与盐酸贝那普利片之间的随机对照试验，旨在评估解毒通瘀复肾汤在治疗系膜增生性肾小球肾炎（MsPGN）及减缓小管性蛋白尿现象的有效性。研究进一步探讨了该草药复方如何缓解肾小管炎症和间质纤维化，以推迟肾病的进展。

◎**研究方法** 共有 94 名符合标准的患者被随机分配到实验组和控制组。实验组接受解毒通瘀复肾汤治疗，而控制组则使用盐酸贝那普利片（每次 10mg，每日 2 次）。治疗周期：20 日为一个周期，总计两个周期。研究关注两组在治疗前后的临床表现、体征、24h 尿蛋白含量，以及尿中的血清 α_1 微球蛋白、血清 β_2 微球蛋白、N- 乙酰葡糖胺酶和尿视黄醇结合蛋白等生化指标的变化。

◎**研究结果** 解毒通瘀复肾汤在改善患者的临床症状方面表现出色，其总有效率（87.2%）显著优于对照组（55.3%），具有显著性差异（$P < 0.01$）。配对 t 检验表明，两组在尿蛋白和其他尿液生化指标方面都有显著改善，具有显著性差异（$P < 0.05$ 或 $P < 0.01$）。

◎**结论**

（1）尿中血清 α_1 微球蛋白和视黄醇结合蛋白水平能有效反映肾小管损伤的程度。

（2）解毒通瘀复肾汤能有效缓解系膜增生性肾小球肾炎相关的临床症状，并减少蛋白尿和小管性蛋白的排放，可能通过调整免疫反应、改善肾内环境及抑制细胞增殖和纤维化而延缓疾病进展。

（3）解毒通瘀复肾汤作为治疗系膜增生性肾小球肾炎的有力选择，具有安全性和应用前景。

（金一顺）

第二节　气虚、阳虚、阴虚体质血透患者营养状况调查及相关性研究

◎**研究目的**　探讨血液透析患者中的气虚、阳虚、阴虚体质的营养状态，并对它们之间的关联性进行初步研究。该研究旨在为这 3 种体质的透析患者的营养问题提供研究基础，并给出改善血透治疗方案，从而进一步指导实际临床操作。

◎**研究方法**　选取 100 名健康体检人士作为体质调查的参照群体，初步掌握一般人口的体质分布；同时，对 132 名符合入组标准的 3 种体质的血液透析患者进行详细的数据收集，包括基本信息、身体测量数值和实验室测试结果。使用统计软件 SPSS 20.0 进行统计分析，以研究这 3 种体质下的营养状况及其与体质的关联。

◎**研究结果**　在健康体检人群中，平和质的比例最高，占 30%；气虚质、阳虚质和湿热质分别占 17%、16% 和 13%，排在第 2、3、4 位；其余体质分布较少。其中，虚弱类型体质（包括阳虚、气虚、阴虚、特禀）的总比例为 40%。

血透患者的一般营养生化指标大多在正常范围内，除了白蛋白和血红蛋白；超过 65.15% 的患者的体重指数值处于正常范围，但有 19 名患者存在营养不良风险，占总数的 14.39%。在性别差异方面，三头肌皮褶厚度、上臂肌围、小腿围具有显著性差异（$P < 0.05$）；而在白蛋白、前白蛋白、总胆固醇和甘油三酯方面无显著性差异（$P > 0.05$）。主观评估显示，营养不良的发生率为 62.12%，其中阴虚质患者的营养不良率最高。

营养状态差异导致多项生化指标和身体测量指标具有显著性差异（$P < 0.05$）。在阴虚、阳虚、气虚这 3 种体质的血透患者中，年龄、身高、体重、

体重指数等方面无显著性差异（$P > 0.05$）。体质与血红蛋白、三头肌皮褶厚度具有相关性（$P < 0.05$）。

◎ **结论**

（1）在正常体检人群中，平和质、阳虚质、气虚质和阴虚质的分布情况各异，其中虚弱类型体质的总比例为 40%。

（2）血液透析患者普遍存在营养问题，营养不良率为 62.12%，且不同体质的患者营养状况存在差异。

（3）血透患者普遍存在不同程度的贫血和低蛋白血症，大多数人的体重指数在正常范围内。

（4）3 种体质患者的营养状况与血红蛋白、三头肌皮褶厚度有关，其他指标没有明显关联。

（邱日亮）

第三节 慢性肾炎患者糖皮质激素副作用发生差异与其中医体质的相关性研究

◎**研究目的** 本研究旨在探究慢性肾炎患者在糖皮质激素治疗后产生的各种不同副作用与其中医体质之间的联系，以明晰何种体质在使用药物后更容易出现特定副作用。这一研究旨在为临床用药提供科学依据。

◎**研究方法** 共纳入150名慢性肾炎患者，并使用临床调查问卷进行数据收集。调查内容包括患者的一般信息（如性别、年龄、体重、病程等）及与中医体质相关的因素。前者涵盖了患者在接受激素治疗前的生活特征，包括身体特征、常见症状、心理特征、发病倾向和适应能力等。根据中医体质分类标准，将患者分为9种体质类型，分别是平和质、气虚质、阳虚质、阴虚质、痰湿质、湿热质、血瘀质、气郁质和特禀质。在糖皮质激素治疗后的2~8周内，调查患者是否出现与激素副作用相关的症状，并按照副作用标准记录和整理数据。

◎**研究结果**

（1）在出现感染诱发或加重的副作用患者中，有30例，不同体质患病率之间存在显著性差异（$P < 0.05$）。其中，痰湿质与气虚质、湿热质患病率有显著性差异（$P < 0.05$），而气虚质与湿热质患病率无显著性差异（$P > 0.05$）。

（2）有39例患者出现精神神经症状的副作用，不同体质患病率之间有显著性差异（$P < 0.05$）。具体来说，阴虚质与平和质、湿热质患病率有显著性差异（$P < 0.05$），气郁质与平和质、湿热质患病率有显著性差异（$P < 0.05$），而阴虚质与气郁质患病率无显著性差异（$P > 0.05$），平和质与湿热质患病率无显著性差异（$P > 0.05$）。

（3）在出现胃部溃疡和出血的副作用患者中，共有 35 例，不同体质患病率之间存在显著性差异（$P < 0.05$）。具体来说，阳虚质与平和质、气虚质患病率有显著性差异（$P < 0.05$），而平和质、气虚质、湿热质患病率无显著性差异（$P > 0.05$），阳虚质与湿热质患病率无显著差异（$P > 0.05$）。

（4）有 3 例患者出现肌肉萎缩的副作用，均为气虚质患者，未进行统计学处理。

（5）7 例患者出现类固醇糖尿病的副作用，不同体质患病率之间无显著性差异（$P > 0.05$）。

（6）有 21 例患者出现皮肤软组织损伤的副作用，不同体质患病率之间有显著性差异（$P < 0.05$）。具体来说，平和质与气虚质、阴虚质患病率有显著性差异（$P < 0.05$），而气虚质、阴虚质、血瘀质患病率无显著性差异（$P > 0.05$），平和质与血瘀质患病率无显著性差异（$P > 0.05$）。

（7）有 15 例患者出现心血管副作用，不同体质患病率之间无显著性差异（$P > 0.05$）。

◎结论

（1）对于慢性肾小球肾炎患者，属于痰湿体质的患者在接受标准糖皮质激素治疗后出现感染诱发或加重的副作用的可能性较大。

（2）对于慢性肾小球肾炎阴虚质和气郁质患者，在接受标准糖皮质激素治疗后出现精神神经症状的副作用的可能性较大，两种体质之间无明显差异。

（曹志文）

第四节　中西医结合治疗原发性局灶节段性肾小球硬化的疗效观察

◎**研究目的**　探讨采用泼尼松［0.6mg/（kg·d）］并加用解毒复肾通瘀方对原发性局灶节段性肾小球硬化的临床效果。

◎**研究方法**　采用随机对照方法，将符合纳入标准的患者分为西医组（对照组）和中西医结合组（治疗组）。西医对照组采用泼尼松［1mg/（kg·d）］为治疗方案，持续使用约8周。中西医结合治疗组采用泼尼松［0.6mg/（kg·d）］并加用解毒复肾通瘀方，以观察该方案对本病的疗效和副作用。

◎**研究结果**　解毒复肾通瘀方联合激素中西医结合治疗组和单纯激素治疗组相比，可明显改善24h尿蛋白和白蛋白水平，并降低副作用的发生率。此外，积极控制血压和血脂有助于提高治疗效果并改善患者的预后。

◎**结论**　解毒复肾通瘀方联合激素治疗［0.6mg/（kg·d）］对于原发性局灶节段性肾小球硬化患者显示出良好的疗效，可显著减少尿蛋白水平，并降低副作用的发生率。鉴于原发性局灶节段性肾小球硬化病程较长，且多种西药治疗存在毒副作用，综合治疗越来越受欢迎。本研究及其他中西医结合治疗原发性局灶节段性肾小球硬化的临床研究表明，中西医结合治疗可以显著减轻西药治疗的毒副作用，改善患者的生活质量，具有一定的优势。

（官家靓）

糖尿病肾病患者中医体质及临床指标相关性
研究

◎**研究目的** 通过探讨中医体质与糖尿病肾病之间的关系，以及它们
与多种临床因素之间的关联，为实现个性化的中医辨证治疗糖尿病肾病提
供参考。

◎**研究方法** 我们基于现代医学诊断标准和中医体质分类标准，筛选
了154例符合入选标准的糖尿病肾病患者，并对这些患者的糖尿病肾病分
期、中医体质及一般特征和临床指标进行了评估。使用统计软件SPSS 17.0
分析糖尿病肾病患者的中医体质分布，以及其与性别、年龄、糖尿病病程、
胰岛素使用、吸烟饮酒史、家族病史、体重指数、脂肪肝、糖尿病性视网
膜和神经系统病变、心脑血管疾病、高血压、胆囊结石、肾功能、血糖及
血脂水平、营养指标之间的相关性。

◎**研究结果**

（1）154例糖尿病肾病患者主要集中在50岁以上年龄段，但糖尿病
肾病分期与糖尿病患者的病程之间没有明显关联。

（2）在总体及各糖尿病肾病分期中，主要的中医体质包括气虚质、
痰湿质、阴虚质、阳虚质和血瘀质。气虚质在总体和糖尿病肾病Ⅳ期中占
主导地位。

（3）不同中医体质类型的糖尿病肾病与性别之间无显著性差异。

（4）痰湿质糖尿病肾病与体重指数和酗酒史呈正相关，与糖尿病肾
病分期和糖化血红蛋白异常呈负相关。阴虚质糖尿病肾病与高血压呈负相
关，与估算肾小球滤过率呈正相关。阳虚质糖尿病肾病与脂肪肝呈负相关，
而气虚质糖尿病肾病与高血压呈正相关。血瘀质糖尿病肾病与糖尿病肾病

分期呈正相关。

（5）不同中医体质类型的糖尿病肾病在胆固醇、甘油三酯和血总蛋白方面无显著性差异。然而，在血肌酐及估算肾小球滤过率、尿素氮、空腹血糖、糖化血红蛋白、血红蛋白、红细胞、白蛋白和体重指数等临床指标方面有显著性差异。例如，血瘀质糖尿病肾病患者的血肌酐和尿素氮较高，估算肾小球滤过率较低，白蛋白较低；而痰湿质糖尿病肾病患者的体重指数较高，阴虚质糖尿病肾病患者的估算肾小球滤过率、空腹血糖、糖化血红蛋白、血红蛋白和红细胞较高，阳虚质糖尿病肾病患者的白蛋白较低。

◎ **结论**

（1）糖尿病肾病主要发生在中老年人群中。

（2）气虚质、痰湿质、阴虚质、阳虚质和血瘀质是糖尿病肾病患者的主要中医体质类型。气虚质是糖尿病肾病及糖尿病肾病Ⅳ期的基础中医体质，而痰湿质和阴虚质则是糖尿病肾病早期的基础中医体质，血瘀质则与糖尿病肾病 V 期有关。

（3）痰湿质糖尿病肾病的危险因素包括肥胖和酗酒，阴虚质糖尿病肾病与肾小球高滤过有关，而气虚质糖尿病肾病与高血压相关。

（4）肾功能受损与血瘀质有关，而气虚质和阳虚质可能与蛋白尿的发生有关。

（王志旺）

第六节 慢性肾炎肾脏纤维化与血瘀证、尿结缔组织生长因子浓度之间的相关性研究

◎**研究目的** 本研究目的在于探讨慢性肾炎患者肾脏纤维化与血瘀证以及尿结缔组织生长因子（CTGF）浓度之间的相互关系，旨在为活血化瘀法在延缓肾脏纤维化进程中的应用提供理论支持，并探索动态监测肾脏纤维化程度和指导活血化瘀治疗的新方法。

◎**研究方法** 本研究共纳入 70 例慢性肾炎患者，根据肾活检结果将患者分为肾脏纤维化组和无肾脏纤维化组。对所有患者进行血瘀程度评分，并测定其尿液中结缔组织生长因子的浓度。采用适当的统计方法，分析两组患者的血瘀程度和尿结缔组织生长因子浓度的差异，并评估所有患者肾脏纤维化程度与血瘀程度、尿结缔组织生长因子浓度之间的相关性。

◎**研究结果**

（1）肾脏纤维化组共 52 例，血瘀证评分范围 0~58 分，平均分 26.77 ± 12.38 分；非纤维化组 18 例，血瘀证评分范围 0~20 分，平均分 9.11 ± 5.96 分。肾脏纤维化组的血瘀证评分显著高于非纤维化组（$P < 0.01$）。

（2）肾脏纤维化组 52 例，尿结缔组织生长因子浓度范围 6894.912~49460.27pg/mL，平均 22276.63 ± 12011.59pg/mL；非纤维化组 18 例，尿结缔组织生长因子浓度范围 6882.386~18801.55pg/mL，平均 8652.29 ± 3239.58pg/mL。肾脏纤维化组的尿结缔组织生长因子浓度显著高于非纤维化组（$P < 0.01$）。

（3）70 例慢性肾炎患者的肾脏纤维化程度评分与血瘀证评分呈正相关（$r=0.759$，$P < 0.01$）。

（4）70 例慢性肾炎患者的肾脏纤维化程度评分与尿结缔组织生长因子浓度呈正相关（$r=0.676$，$P < 0.01$）。

◎**结论**

（1）慢性肾炎患者的肾脏纤维化程度与血瘀证评分呈正相关，表明血瘀证评分可以作为评估肾脏纤维化程度的一个初步指标。

（2）慢性肾炎患者的肾脏纤维化程度与血瘀证评分呈正相关，提示血瘀状态可能是促进肾脏纤维化的一个危险因素。因此，在治疗慢性肾炎时，采用活血化瘀的方法可能有助于延缓肾脏纤维化进程。

（3）慢性肾炎患者的肾脏纤维化程度与尿结缔组织生长因子水平呈正相关，表明尿结缔组织生长因子水平可以作为评估肾脏纤维化程度的一个参考指标。

（郑雅丽）

第七节　慢性肾脏病 1~2 期患者中医体质与肾脏病理特点相关性研究

◎**研究目的**　了解慢性肾脏病 1~2 期中医体质分布情况，探讨慢性肾脏病 1~2 期患者中医体质与肾脏病理特点的相关性，为更好地运用中西医结合方式防治慢性肾脏病提供临床依据和思路。

◎**研究方法**　我们对符合纳入标准的 278 例慢性原发性肾小球疾病患者进行了中医体质调查，并收集了其基本资料、各项实验室结果及肾穿病理报告。使用统计软件 SPSS 20.0 进行相应的统计学分析，分析了原发性肾小球疾病患者中医体质的分布规律及与病理类型、肾小球硬化、系膜增生程度和免疫荧光沉积程度之间的关系。

◎**研究结果**

（1）在慢性原发性肾小球疾病中，主要的中医体质类型是气虚质（27.0%）、阳虚质（26.3%）和阴虚质（14.4%）。

（2）本研究发现，不同性别之间的病理类型构成比例有显著性差异（$P < 0.01$）。男性患者以膜性肾病（MN）为主，而女性患者以 IgA 肾病（IgAN）为主。

（3）患者的平均年龄为 39.13 ± 14.17 岁，不同中医体质类型的患者年龄分布有显著性差异（$P < 0.01$）。平和质组和阳虚质组的患者年龄差异最为显著。

（4）不同的病理类型与中医体质类型之间存在一定的关联性。不同类型的肾小球疾病在中医体质构成比例上存在差异，尤其在 IgA 肾病和膜性肾病患者中有显著性差异（P=0.005）。

（5）伴有肾小球硬化的患者与无伴肾小球硬化的患者之间中医体质

构成比例有显著性差异（$P < 0.01$）。

（6）在278例患者中，存在系膜增生的患者占86.0%，而不同中医体质类型之间的系膜增生程度无显著性差异（$P > 0.05$）。

（7）对于IgA肾病患者，不同中医体质类型与IgA免疫荧光强度之间无显著性差异（$P > 0.05$）。

（8）对于膜性肾病患者，不同中医体质类型与IgG免疫荧光强度之间也无显著性差异（$P > 0.05$）。

◎ 结论

（1）在慢性原发性肾小球疾病中，膜性肾病主要与阳虚质相关，而IgA肾病、微小病变性肾小球病和肾小球轻微病变则主要与气虚质相关，系膜增生性肾小球肾炎则主要与气虚质和阳虚质相关。

（2）伴有肾小球硬化的患者以阳虚质为主，而无伴肾小球硬化的患者以气虚质为主。

（3）不同中医体质类型与系膜增生程度、IgA免疫荧光强度及IgG免疫荧光强度之间无显著性差异。

（吴燕梅）

第八节 原发性肾病综合征中医体质特征及体质与糖皮质激素敏感性的相关性研究

◎**研究目的** 本研究旨在通过对 300 例原发性肾病综合征患者的中医体质调查，探讨中医体质类型与患者对激素治疗的敏感性之间的关联，以便更好地指导原发性肾病综合征的治疗。

◎**研究方法** 我们制订了一份统一的观察表，根据统一的中医体质判定标准，对原发性肾病综合征患者的中医体质进行了评估。患者接受了为期8周的正规激素治疗，并在治疗期间收集了各种临床指标，包括基本信息、肾脏组织病理检查和血肌酐水平。随后，根据患者对激素治疗的敏感性将他们分成不同的组别，进行了相应的统计学分析，以探讨中医体质与原发性肾病综合征激素敏感性之间的关系。

◎**研究结果**

（1）在原发性肾病综合征患者中，一个患者可具有一个以上的体质特征，总体而言中医体质类型的主要分布特点主要包括阳虚质（45.42%）、气虚质（46.13%）和血瘀质（23.94%）。

（2）年龄与中医体质类型之间存在相关性，其中平和质和气郁质患者的年龄与其他类型相比呈负相关，而阳虚质、阴虚质和血瘀质患者的年龄呈正相关。

（3）不同性别的原发性肾病综合征患者在中医体质类型分布上没有显著性差异，但女性中平和质和气郁质的比例较高，而男性中阴虚质和血瘀质的比例较高。

（4）激素治疗 4 周后，气虚质、阳虚质和平和质患者的激素敏感性明显优于湿热质和血瘀质患者；治疗 6 周后，平和质患者的激素敏感性优于阴虚质、湿热质和血瘀质患者；治疗 8 周后，平和质患者的激素敏感性优于气虚质、湿热质和阳虚质患者，而痰湿质和湿热质患者更容易表现出激素不敏感。

（5）不同肾脏病理类型的原发性肾病综合征患者与中医体质类型之间存在一定的关联，例如系膜增生性肾炎更多见于平和质，膜性肾病更多见于气虚质，微小病变性肾小球病更多见于阳虚质和湿热质，IgA 肾病更多见于阴虚质，系膜增生性肾小球肾炎更多见于痰湿质和血瘀质。

◎结论

（1）原发性肾病综合征患者的主要中医体质类型包括阳虚质、气虚质和血瘀质。

（2）年龄与中医体质类型之间存在相关性，不同性别的原发性肾病综合征患者中医体质类型分布略有差异。

（3）中医体质类型与原发性肾病综合征患者对激素治疗的敏感性之间存在一定关联，平和质、气虚质和阳虚质患者更容易对激素治疗产生积极反应，而痰湿质和湿热质患者更难以对激素治疗敏感。

（4）不同的肾脏病理类型与中医体质类型之间也存在一定的相关性，这可能对原发性肾病综合征患者的治疗和管理提供一定的参考价值。

（蒋鹭婷）

第九节 持续不卧床腹膜透析患者甲状腺功能异常与心脏结构及阳虚、气虚体质的关系

◎**研究目的** 了解持续性不卧床腹膜透析患者的甲状腺功能与心脏结构的变化，并探讨甲状腺功能异常与心脏结构以及体质特征（包括阳虚、气虚体质）之间的关系，以为持续不卧床腹膜透析患者的中西医结合治疗提供新的思路和理论基础。

◎**研究方法**

（1）我们选取了 178 例在福建省立医院肾内科腹膜透析门诊、中医科门诊和住院部接受持续不卧床腹膜透析治疗的患者，经过知情同意后，收集了同期的甲状腺功能和心脏彩超数据，并进行了中医体质判定。

（2）分析了持续不卧床腹膜透析患者的甲状腺功能和心脏结构的变化特点，并探讨了甲状腺功能异常与心脏结构，以及阳虚、气虚体质的关联性。

（3）根据甲状腺功能将患者分为正常组和异常组，比较了两组患者的心脏结构及阳虚、气虚体质特征的差异。

◎**研究结果**

（1）在 178 例持续不卧床腹膜透析患者中，有 80 例（占 44.9%）出现了甲状腺功能异常，其中以低 T3 综合征为主要表现，占 29.2%。同时，左心室肥厚在患者中也很常见，占 69.1%。另外，有 67 例患者被诊断为气虚质，42 例为阳虚质。

（2）相关性分析表明，游离三碘甲状腺原氨酸（FT3）水平与心脏结构指标（室间隔厚度、左心室舒张末内径、左心室后壁厚度、左心室质量指数、相对室壁厚度）呈负相关，相关系数均具有统计学意义（$P < 0.01$）。

四碘甲状腺原氨酸水平与某些心脏结构指标也呈负相关（$P < 0.05$）。此外，三碘甲状腺原氨酸和四碘甲状腺原氨酸与阳虚、气虚体质之间存在负相关（$P < 0.05$）。

（3）分组比较显示，甲状腺功能异常组的阳虚、气虚体质转化分显著高于正常组（$P < 0.01$），同时，甲状腺功能异常组的心脏结构指标（室间隔厚度、左心室质量指数、相对室壁厚度）也显著高于正常组，且左心室肥厚率更高（$P < 0.01$）。

（4）多因素条件二项 Logistic 回归分析显示，三碘甲状腺原氨酸、阳虚质、气虚质是持续不卧床腹膜透析患者左心室肥厚的危险因素，其中三碘甲状腺原氨酸与左心室肥厚呈负相关（$P < 0.01$），而阳虚质和气虚质与左心室肥厚呈正相关（$P < 0.01$）。

◎ 结论

（1）持续不卧床腹膜透析患者中甲状腺功能异常较为普遍，以低 T3 综合征为主要表现。三碘甲状腺原氨酸水平与左心室肥厚呈负相关，因此三碘甲状腺原氨酸可作为左心室肥厚的危险因素之一。

（2）持续不卧床腹膜透析患者的三碘甲状腺原氨酸和四碘甲状腺原氨酸水平与阳虚、气虚体质之间存在关联，水平较低的甲状腺激素与较为明显的阳虚、气虚体质相关。

（何开英）

第十节　IgA 肾病的中医体质及其与肾损伤分子 −1 的相关性研究

◎**研究目的**　本研究旨在运用中医体质学说，结合反映肾损伤程度的标志物肾损伤分子 −1（Kim−1），探讨 IgA 肾病患者的中医易感体质、转变规律、体质与病情的关系，以及判断预后。通过这项研究，旨在为临床医疗工作者提供早期预防 IgA 肾病复发和早期治疗的客观依据，以延缓病情进展，提高 IgA 肾病患者的生活质量。

◎**研究方法**　根据中华中医药学会 2009 年制定的《中医体质分类与判定表》及相应的体质评定标准，采用体质问卷调查的方式对符合纳入标准的 IgA 肾病患者进行了体质分析。对尿标本进行了初次和再次筛选，仅保留那些经肾穿刺病理检查确诊为 IgA 肾病且符合纳入标准的患者的尿标本，以提高研究结果的准确性。本研究收集了患者的基本信息，包括性别、年龄、病程、病史、肾穿刺病理、尿常规、24h 尿蛋白定量、血压等相关数据，并进行了相应的统计学分析，以研究 IgA 肾病的中医体质特征。

◎**研究结果**

（1）IgA 肾病患者的中医体质类型中，以气虚质（30%）、阴虚质（23.3%）和湿热质（20%）最为常见。

（2）从年龄分布来看，在 18~30 岁年龄组中，以湿热质最为常见，占 34.5%；而在 31~45 岁和 46~66 岁年龄组中，气虚质和阴虚质占据主导地位。

（3）在不同的临床分型中，气虚质、阴虚质、湿热质、血瘀质和平和质主要出现在无症状尿常规异常型和孤立性镜下血尿型。

（4）在不同的病理分级中，IgA 肾病以 Ⅱ、Ⅲ 和 Ⅳ 级为主，气虚质和阴虚质主要分布在Ⅱ和Ⅲ级，而湿热质主要出现在Ⅳ级。

（5）随着病程的延长，IgA肾病患者中气虚质的比例逐渐升高，尤其是在病程达到36个月以上时，气虚质的患者比例最高，达到44.8%。

（6）在IgA肾病患者中，湿热质的患者尿肾损伤分子–1升高较为明显，且病情较重；相比之下，气虚质和阴虚质患者的尿肾损伤分子–1升高程度较低，两者之间无显著性差异。

◎结论

（1）IgA肾病的中医体质类型以气虚质、阴虚质和湿热质为多见，其中以气虚质最为常见。

（2）青年患者主要表现为湿热质，而中老年患者则以气虚质为主。

（3）IgA肾病的不同临床分型中，多数患者表现为无症状尿常规异常型和孤立性镜下血尿型。

（4）病理分级主要以Ⅱ、Ⅲ和Ⅳ级为主，而气虚质和阴虚质主要出现在Ⅱ和Ⅲ级。

（5）随着病程的延长，气虚质的比例逐渐升高，特别是在病程达到36个月以上时。

（6）湿热质的患者尿肾损伤分子–1升高较明显，病情较重；而气虚质和阴虚质患者之间的尿肾损伤分子–1升高程度无显著性差异。

（熊卫国）

血府逐瘀汤对2型糖尿病肾病Ⅲ期患者C-反应蛋白及尿结缔组织生长因子水平影响的临床研究

◎**研究目的**　本研究旨在探讨血府逐瘀汤对2型糖尿病肾病（Ⅲ期）患者的C-反应蛋白和尿结缔组织生长因子水平的影响，以研究该中药方剂在防治早期2型糖尿病肾病中的作用。通过本研究，旨在为活血化瘀法治疗早期糖尿病肾病的临床应用提供理论和实际依据。

◎**研究方法**　采用随机对照方法，将符合纳入标准的60例患者分为中西医结合治疗组和西药治疗组（对照组）。中西医结合治疗组30例接受西医基础治疗（包括糖尿病健康教育、糖尿病膳食、血糖、血脂和血压控制），并联合血府逐瘀汤（颗粒剂，冲服，每日1剂）。西药治疗组30例接受西医基础治疗，并联合缬沙坦（每次80mg，口服，每日1次）。治疗周期为8周。观察所有患者治疗前后C-反应蛋白、尿结缔组织生长因子水平、纤维蛋白原、D-二聚体、24h尿微量白蛋白定量以及血脂（β-血小板球蛋白、胆固醇、低密度脂蛋白、高密度脂蛋白）、血糖（空腹血糖、餐后血糖、糖化血红蛋白）、血压等指标的变化。

◎**研究结果**

（1）两组治疗前后血压、体质指数、空腹血糖、餐后血糖、糖化血红蛋白、甘油三酯、总胆固醇、低密度脂蛋白和高密度脂蛋白无明显变化，无显著性差异（$P > 0.05$）。治疗前后比较也无显著性差异（$P > 0.05$）。

（2）两组的临床总体疗效比较，具有显著性差异（$P < 0.05$）。中西医结合治疗组的总有效率（86.67%）优于西药治疗组（63.33%）。

（3）两组患者治疗前24h尿微量白蛋白定量比较无显著性差异（$P > 0.05$），但治疗后均明显降低（$P < 0.01$）。中西医结合治疗组在此方面

优于西药治疗组，具有显著性差异（$P < 0.05$）。

（4）两组患者治疗前血清 C- 反应蛋白比较无显著性差异（$P > 0.05$），但治疗后均明显降低（$P < 0.01$）。中西医结合治疗组在这方面也优于西药治疗组，有显著性差异（$P < 0.05$）。

（5）两组患者治疗前尿结缔组织生长因子水平比较无显著性差异（$P > 0.05$），但治疗后均降低（$P < 0.05$）。中西医结合治疗组在这方面也优于西药治疗组，具有显著性差异（$P < 0.05$）。

（6）两组患者治疗前 D- 二聚体和纤维蛋白原比较无显著性差异（$P > 0.05$），但治疗后均明显降低（$P < 0.01$）。中西医结合治疗组在这方面也优于西药治疗组，具有显著性差异（$P < 0.05$）。

◎ 结论

（1）血府逐瘀汤联合缬沙坦可以降低 2 型糖尿病肾病Ⅲ期患者的 24h 尿微量白蛋白和血清 C- 反应蛋白水平，改善炎症状态，有可能防治糖尿病肾病的发生和发展，保护肾功能。

（2）血府逐瘀汤联合缬沙坦可以降低 2 型糖尿病肾病Ⅲ期患者的 24h 尿结缔组织生长因子水平，从而可能减缓肾脏纤维化的进程。

（3）血府逐瘀汤联合缬沙坦可以降低 2 型糖尿病肾病Ⅲ期患者的 D- 二聚体和纤维蛋白原水平，改善血液凝固状态，有望延缓糖尿病肾病的进展，为中西医结合防治早期糖尿病肾病提供了一定的临床前景。

（吕泳城）

| 第十二节 | 原发性膜性肾病中医辨证施治联合西药治疗的临床研究 |

◎**研究目的**　通过采用随机对照的方法，对 64 例原发性膜性肾病患者进行临床疗效研究，旨在观察，相对于 KDIGO 指南推荐的单纯西医对症治疗及密切观察方案，中医辨证施治联合西药治疗在治疗早期原发性膜性肾病患者时是否具有更好的临床缓解效果。本研究旨在为原发性膜性肾病的临床研究提供新思路，为该病的中西医规范化治疗提供支持和指导。

◎**研究方法**　我们将 64 例符合入选标准的患者随机分成两组，一组接受中西医结合治疗，另一组作为对照组接受单纯西医治疗。中西医结合治疗组在西医基础治疗的基础上采用中医辨证分型选用中药方剂，同时联合应用泼尼松［1mg/（kg·d）］治疗，治疗周期为 10 周。两组均根据患者的具体情况，如是否合并高血压、高血脂、高凝状态等，选择相应的对症治疗措施，如降压、调脂、抗凝等。我们收集了治疗前后的生化检验数据，包括 24h 尿蛋白定量、血清白蛋白、纤维蛋白原、甘油三酯、总胆固醇、肝功能、血常规等，并观察了不良反应，进行了相应的统计学分析，以研究中西医结合治疗组是否在临床缓解率方面具有优势。

◎**研究结果**

（1）经过 10 周治疗，中西医结合治疗组在改善浮肿、面色晦暗、神疲、腰膝酸软、纳呆、便秘、手足心热等 7 项单一症状方面表现出明显的改善，疗效显著优于西医对症治疗组，具有显著性差异（$P < 0.05$）；对于面色无华、口干咽燥、少气乏力、容易感冒、畏寒肢冷等症状的改善与西医对症治疗组相似，无显著性差异（$P > 0.05$）。

（2）经过 10 周治疗，中西医结合治疗组对于减少 24h 尿蛋白定量方面表现出明显优势，具有显著性差异（$P < 0.01$）；对于提高血清白蛋白水平方面也优于西医对症治疗组，具有显著性差异（$P < 0.05$）。

（3）经过 10 周治疗，中西医结合治疗组的原发性膜性肾病临床缓解率明显优于 KDIGO 推荐的单纯西医对症治疗组（$P < 0.01$）。

◎ 结论

（1）经过 10 周治疗，中医辨证施治联合标准剂量泼尼松治疗组在改善浮肿、面色晦暗、神疲、腰膝酸软、纳呆、便秘、手足心热等 7 项单一症状方面优于西医对症治疗组。

（2）经过 10 周治疗，中医辨证施治联合标准剂量泼尼松治疗组对于减少尿蛋白、提高白蛋白水平方面优于西医对症治疗组。

（3）经过 10 周治疗，中医辨证施治联合标准剂量泼尼松治疗方案对于原发性膜性肾病临床缓解率优于 KDIGO 推荐的单纯西医对症治疗方案。

（范有龙）

第十三节 **中药综合治疗对慢性肾脏病 3~4 期患者肾功能及抑郁评分的影响**

◎**研究目的**　研究中药综合治疗，即采用中药保留灌肠和口服甘麦大枣汤合百合地黄汤，对慢性肾脏病 3~4 期患者的病情进展和抑郁状态的影响。为慢性肾脏病的中西医结合治疗及改善患者抑郁状态提供新的研究线索。

◎**研究方法**　选择了患有慢性肾衰竭（慢性肾脏病 3~4 期）的患者，并根据抑郁自评量表（SDS）评分来筛选出抑郁症状较明显的 60 例患者。将这些患者随机分成两组，一组接受中药综合治疗，另一组作为对照组接受单纯西医治疗。中药综合治疗组在西医常规治疗的基础上采用中药口服和灌肠治疗，对照组只接受西医常规治疗。我们监测了入院后的肾功能指标，包括血肌酐、尿素氮、肾小球滤过率、血白蛋白、血红蛋白、血清钾、血清钙、血清磷等的变化，同时也监测了抑郁自评量表评分的变化，以评估两组治疗前后的肾功能和抑郁评分的不同。

◎**研究结果**

（1）治疗后，两组患者的血肌酐、尿素质、肾小球滤过率、中医临床症状评分和抑郁自评量表评分均较治疗前有所下降，疗效在统计学上具有显著性差异（$P < 0.05$），表明中西医结合治疗和单纯西医治疗对慢性肾脏病 3~4 期患者均有效。其中，两组的血肌酐下降幅度存在差异（$P < 0.05$），中药综合治疗组对血肌酐的改善效果更为显著。

（2）肾功能治疗有效率中药综合治疗组为 60.0%，对照组为 26.7%，经统计分析，两组有显著性差异（$P < 0.05$），表明中药灌肠结合西医治疗在改善患者肾功能方面优于单纯西医治疗。抑郁评分方面，治疗组有效

率为30.0%，对照组为13.3%，经统计分析，两者有显著性差异（$P < 0.01$），表明中药口服结合西医治疗在改善患者抑郁状态方面优于单纯西医治疗。

（3）治疗前后，患者的血白蛋白、血红蛋白、钾、钙、磷等指标未见明显变化（$P > 0.05$），治疗对这些指标的改善效果不明显。

◎**结论**　中药综合治疗，包括中药口服和灌肠，相对于单纯西医治疗，在慢性肾脏病3~4期患者的肾功能和抑郁评分方面均具有良好的改善效果，具有较好的临床应用前景。

（马学慧）

| 第十四节 | 慢性肾脏病患者中医体质特征及其体质与尿结缔组织生长因子水平的相关性研究 |

◎**研究目的**　本研究旨在调查慢性肾脏病 1~2 期原发性肾小球疾病患者的中医体质类型分布情况，以及探讨早期慢性肾脏病患者中医体质与尿结缔组织生长因子水平之间的关系。我们还试图确定早期慢性肾脏病患者的易患体质类型，以期望通过调整这些体质倾向来提供更个性化的慢性肾脏病防治方法的基础研究。

◎**研究方法**　我们选择符合本研究标准的早期慢性肾脏病患者，并使用中医体质调查问卷来对他们进行体质类型评定。随后，我们检测了不同体质类型患者的尿结缔组织生长因子水平，并对其相关性进行了分析。

◎**研究结果**

（1）早期慢性肾脏病患者的中医体质分布存在差异，其中以气虚质和阳虚质居多，分别占比为 29.33% 和 20.67%，血瘀质占比为 12.67%。

（2）不同性别的早期慢性肾脏病患者在中医体质分布方面没有显著性差异（$P > 0.05$），但女性患者中气郁质的比例相对较高。

（3）在不同年龄段，气虚质仍然是主要的体质类型，但随着年龄的增长，血瘀质、阴虚质和阳虚质的比例有所上升，而平和质的比例则下降。

（4）高血压患者和非高血压患者的体质分布没有显著性差异，但高血压患者中的偏颇体质构成比例除气郁质外均高于非高血压患者，而平和质的构成比例则小于非高血压患者。

（5）肾病综合征患者以阳虚质、血瘀质和气虚质为主；蛋白尿合并血尿及单纯蛋白尿患者以气虚质为主；单纯血尿患者以气虚质和阴虚质为主。

（6）尿结缔组织生长因子水平在不同体质类型的患者组间存在显著性差异（$P < 0.01$），血瘀质患者的尿结缔组织生长因子水平最高，其次是阳虚质、湿热质、其他体质、气虚质和平和质。

◎结论

（1）早期慢性肾脏病患者以气虚质和阳虚质为主要体质类型，这可能意味着气虚质和阳虚质在慢性肾脏病的形成和发展中具有一定关联性。

（2）血瘀质、阳虚质和湿热质的患者尿结缔组织生长因子水平明显高于其他体质类型的患者，这表明这3种体质类型的早期慢性肾脏病患者肾脏纤维化进展较快，预后较差。

（3）阳虚质和血瘀质与大量蛋白尿密切相关，气虚质与蛋白尿合并血尿和单纯蛋白尿相关，而阴虚质和气虚质与单纯血尿相关。

（陈栋梁）

第十五节　气阴两虚证为主的系膜增生性肾小球肾炎与免疫病理关系的研究

◎**研究目的**　本研究旨在探讨系膜增生性肾小球肾炎中的气阴两虚证与免疫病理的内在联系，为中医早期介入系膜增生性肾小球肾炎的治疗提供依据。

◎**研究方法**　我们使用回顾性分析方法，收集了 131 例系膜增生性肾小球肾炎患者的临床资料。通过中医证素辨证，我们将患者分为气阴两虚证主导和气虚证主导的两组，并探讨了中医气阴两虚证与血尿、蛋白尿及免疫病理指标之间的关系。

◎**研究结果**

（1）气阴两虚组和气虚组的发病年龄存在显著性差异（$P < 0.05$），气阴两虚组的患者年龄明显大于气虚组。

（2）在性别、临床表现类型、肾脏系膜病变程度和补体沉积等 4 个方面，气阴两虚组和气虚组之间没有显著性差异（$P > 0.05$）。

（3）气阴两虚组中，有 15 例患者（占 26.8%）具有 1 种或 2 种免疫复合物沉积，有 20 例患者（占 35.75%）具有 3 种免疫复合物沉积。而气虚组中，有 25 例患者（占 33.3%）具有 1 种免疫复合物沉积，有 23 例患者（占 30.7%）具有 2 种免疫复合物沉积，有 17 例患者（占 22.7%）具有 3 种免疫复合物沉积。这表明，气阴两虚组在肾小球系膜区的免疫复合物沉积种类有增多趋势，但统计学上没有显著性差异（$P > 0.05$）。

（4）气阴两虚组中的 IgA 沉积度以中度和重度沉积为主，而气虚组主要表现为无或轻度沉积，两组在 IgG、IgM、补体 C3 的沉积量上没有显著性差异（$P > 0.05$）。

◎**结论**

（1）随着年龄的增加，系膜增生性肾小球肾炎中气阴两虚证的发病率也逐渐升高。

（2）从气虚证向气阴两虚证的转变过程中，系膜增生性肾小球肾炎肾小球系膜区的免疫复合物沉积物种类有增多趋势，特别是 IgA 的沉积量明显增加。

（张凤玲）

第十六节　慢性原发性肾小球肾炎和狼疮性肾炎中医体质分型研究

◎**研究目的**　通过对 80 例慢性原发性肾小球肾炎和 62 例狼疮性肾炎患者进行中医体质调查，旨在探讨两种肾病的中医体质分布特点及其差异。

◎**研究方法**　我们采用统一的调查表和体质评定表，收集了患者的基本信息和实验室检测结果。将慢性原发性肾小球肾炎和狼疮性肾炎分别分为肾病综合征组和非肾病综合征组，狼疮性肾炎根据是否伴随狼疮活动分为活动组和非活动组。采用相应的统计方法，分析了两组患者的中医体质分布情况及不同临床分型中体质的分布差异。

◎**研究结果**　通过对慢性原发性肾小球肾炎组和狼疮性肾炎组患者的体质特点进行调查，我们发现了一些相似之处和差异之处。共同之处包括：两组中，虚性体质（如气虚质、阳虚质和阴虚质）均占主导地位（超过 50%）；两组主要体质类型的程度基本无显著性差异（$P > 0.05$）；两组均以兼夹体质类型为主（超过 60%）；慢性原发性肾小球肾炎肾病综合征组和狼疮性肾炎肾病综合征组中，以阳虚质为主（超过 30%）。不同之处如下。

（1）慢性原发性肾小球肾炎和狼疮性肾炎患者的体质分布有显著性差异（$P < 0.01$）。慢性原发性肾小球肾炎患者的体质类型以气虚质和阳虚质为主（超过 20%），而狼疮性肾炎患者的体质类型以阴虚质为主（超过 20%）。

（2）从临床分型的角度来看，慢性原发性肾小球肾炎肾病综合征组和狼疮性肾炎肾病综合征组的体质分布有显著性差异（$P < 0.05$）。慢性原发性肾小球肾炎肾病综合征组的痰湿质比例明显高于狼疮性肾炎组，而

狼疮性肾炎肾病综合征组的湿热质比例明显高于慢性原发性肾小球肾炎组。此外，慢性原发性肾小球肾炎非肾病综合征组和狼疮性肾炎非肾病综合征组的体质分布也有显著性差异（$P < 0.05$）。

（3）慢性原发性肾小球肾炎的非肾病综合征组以气虚质为主（17.07%），而狼疮性肾炎的非肾病综合征组主要是阴虚质（26.82%）。

（4）慢性原发性肾小球肾炎与狼疮性肾炎伴狼疮活动组的中医体质分布无显著性差异（$P > 0.05$）。然而，慢性原发性肾小球肾炎与狼疮性肾炎伴狼疮非活动组的体质分布有显著性差异（$P < 0.05$）。狼疮性肾炎伴狼疮非活动组的体质类型以阴虚质和血瘀质为多（超过20%）。

◎ **结论**　慢性原发性肾小球肾炎和狼疮性肾炎患者的中医体质分布具有一定的规律性和差异性。其中，虚性体质在两组中占主导地位，而具体的体质类型和临床分型之间存在显著差异。这些研究结果有助于更好地理解两种肾病的中医体质特点，为个性化治疗提供了一定的参考依据。

（吴梦甜）

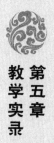

第五章
教学实录

第一节 从《傅青主女科》"种子篇"谈中医临床诊疗思路

严晓华： 谢谢两位工作室主任做的讲座安排。作为临床医生，平常更多的是看病，当然也探讨一些理论的内容，因为理论指导实践。这是一个系列讲座，具有连贯性、系统性。做了一辈子临床，有很多的感触，未来我们的中医怎么做？我们的空间还有多少？我们的方向在哪里？我们的目标是什么？等等。我经常都在想这些问题。我也借这次机会跟大家一边进行学习，一边进行探讨。讲得不对的地方，也请大家批评。

一位搞教育的著名专家说："教育是培养灵魂、社会责任感和点燃火焰，这火焰是学生探索未知世界的好奇心。"他引用了哈佛大学的一些理念来阐述。中医教育也要有传承与创新。老师要传授给学生什么呢？可能很多学中医的都想要"单方""秘方"，觉得最好就是有一个方，拿过来就能用。这样一来，会很有成就感。但说实话，我做不到。其实中医秘方很多，六味地黄丸、肾气丸等，都是秘方。一个肾脏病，治疗起来不是那么简单，药方经常会随着患者体质的变化而有所变化，随患者的实际病情而调配加减药物，这可能也是中医处方的特点之一。

怎么点燃火焰呢？每个人的触点也不一样。举例子说，我讲一句话，十个学生听了，其中有一个同学对这件事感兴趣了，去研究、去探索，他就有可能在老师的基础上获得新的进步，这就是有生命力的传承。"兴趣是最好的老师"，学生要有自己的好奇心，主动去研究问题，如果自己没有好奇心，自己不想研究，那这个教育也就是毕业即完结了。希望我们能够发挥学术的一种探讨精神，从传承和创新的主题来讲，我们先要传承，先要知道中医是什么、精华是什么？然后才讲创新。时代在进步，人类生活的环境和文化都不一样了，疾病谱和诊疗疾病的标准都有了很大的改变，人类认识疾病治疗疾病的方法和手段日益提升，中医也需要适应时代的发展变化。

比如"病"的概念，现代和古代有很大不同。中医讲的病"人之所苦谓之病"，与现在医学讲的"病"完全不是一码事。我个人觉得"病"并不是只挂在病历上的一个诊断病名，你给患者下个什么病的诊断，实际上是一个治疗目标。比如我治疗水肿，那就是中医的一个病名"水肿"，那么治疗的目标就是退肿，肿退了患者的病就好了。如果治疗慢性肾炎，有的人肿，有的人不肿，慢性肾炎水肿的患者肿退了，病是不是好了呢？所以如果是挂的"慢性肾炎"的诊断，要知道慢性肾炎主要诊断指标是什么？要有现代医学的知识，要能够跟世界最新的诊断标准同步。不同的诊断指标，它的疗效和判定的标准都不一样。所以关于"病"，我个人认为现代的中医，已经经过现代医学的教育，也显得更加专业，对病要有相对充分的认知。要懂中医的"病"和现代医学的"病"之间的异同，要考虑一下两者之间的关系。当情况很复杂的时候，首先选择哪个"病"先治疗。很多时候中医是按症状来划分的，中医对"病"的辨证论治有点像现代医学对某一症状的鉴别诊断学。比如发热，中医就有外感发热和内伤发热之不同，然后再进行辨证论治。而西医有"发热"的鉴别诊断学。所以关于病要有一个很立体的概念，然后治疗，选用药物。治疗要么西药，要么中药，要么中西协同。有一些病，使用西药很快就治好了，就不用吃一大堆中药了。

第二是治疗。不要否定现代医学的优越性，现代医学是很优越的存在。就此而言，我个人觉得现在中医药治疗的空间非常小，但并不是没有空间，中药的治疗意义及如何选择合适的病种、合适的疾病阶段是值得探索的。

第三是讲疗效。疗效如何判定，是看病的症状好了病就好了？还是参考西医指标变化？医生心里要明白。这关系到我们到底是针对什么去治疗？想要达到什么样的治疗目的？这些都是很严谨的学问，只有很认真严谨地去处理这些问题，才有可能逐渐积累和进步。这是一个疗效判定的标准，跟病的诊断和要达到的目的是相关的。

第四是博古通今。要读古籍，要读古人写的中医书籍，不读就不懂原本中医的面貌。但不懂现代只拘于中医，也是不可以的。比如，有一位患者是血尿，对血尿患者辨证论治，学习古人对血尿的认识，很多时候，也有可能治好，这可以是说"博古"。如果这个血尿患者是一个肾癌患者呢？我们也针对血尿去治疗，一直治，治到转移了，还一股脑去治？所以必须有现代医疗思维，必须把血尿进行一个现代诊断，他是肾小球性的还是非肾小球性的。肾小球性的是什么原因？非肾小球性的是什么原因？是尿路感染还是膀胱炎？还是肾脏病变？这个首先要有一个非常清晰的诊疗思路，然后再去判断这个患者是选择中医治疗，还是该推去外科，做个影像学检查，做个膀胱镜，去外科做个手术。对待每个疾病都应该有这样一个很清晰的思路和概念，这可以说是"通今"。最后还要古为今用，有的时候我们很缺乏自信，为什么这么说呢？我个人觉得有时代的原因，也有自己研究不够的原因。古为今用，就是现在的病能够用古代辨证论治的思想和方法，用中药来达到现在病的一种救治，或者说是延缓或者说是治愈。多少能治愈？多少能延缓？当做了一辈子中医的时候，心里要有一个概念，能做到什么程度的概念。第一心里要明白是什么病？第二要能确定用中医能治到什么程度？我觉得作为一名中医医生，每个人对自己有不同的要求，这是做医生心里要有的法度。这就是人们常说的先当"明医"再当"名医"。

再谈到传承与发展。发展和应用是需要好几代人探索的！发展和应用也并不是完全不可能，只是要大家非常执着地去做这件事，一代人又一代人不断努力，医学需要这样的拓展。我整个的讲座，是一个系列讲座，大概贯穿着以上这些理念。然后想和大家谈一些临床诊疗思路的问题。就是一个病，一个问题应该要去怎样看待它？怎么去选择方案？怎么用中西医的这种思路去断病去选择和判断疗效？再就是每一个病例带来的科研思路与方向。

我最近在看《傅青主女科》，这也是我大学时期非常喜欢的一本书。

看到新版的有两个目录，"鬼胎""种子"我是没有印象的。于是从淘宝上买回当时那个版本，想要确定一下。后来发现，我大学时读的那个版本的确没有这两个章节。认真研读之后，发现"种子"这个章节非常有意义。

中医的肾除了涉及现代医学的泌尿系统，还涉及生殖问题，"肾主生殖"。平时经常会有一些男性病或者是妇科病的患者来诊治。我私底下想，之前那本书是不是有意把这两个章节拆掉了？或是隐为密章？借此机会抛砖引玉，跟大家做个介绍，也谈一些学习体会。你们年轻人肯定是有更高的智商，更强的探索能力，这本书你们可以拿来读一读，这样你们会有更多的收获。

《傅青主女科·种子篇》从多个方面分析了妇人不孕的原因。

（一）身瘦不孕

妇人有瘦怯身躯，久不孕育。人以为气虚之故，谁知是血虚之故呼。血藏于肝，精涵于肾，交感乃泄肾之精，与血虚何与？殊不知肝气不开，则精不能泄，肾精既泄，则肝气亦不能舒。以肾为肝之母，母既泄精，不能分润以养其子，则木燥乏水，而火且暗动以铄精，则肾愈虚矣。况瘦人多火，而又泄其精，则水益少而火益炽，水虽制火，而肾精空乏，无力以济，成火在水上之卦，所以倦怠而卧。阴虚火旺不能受孕。

治法：必须大补肾水而平肝木。水旺则血旺，血旺则火消，便成水在火上之卦。

方药：养精种玉汤，熟地、当归、白芍、山茱萸，3个月为1个疗程，服药3个月不受孕可加杜仲、续断、白术、茯苓。

（二）胸满不思食不孕

胸满不失食不饮，不知道大家在临床有没有看不孕这一块？有没有看妇科病？然后他说妇女有饮食少吃，胸膈满闷，终日倦怠思睡，一经房事呻吟不已。人以为脾胃之气虚，谁知是肾气不足乎！夫气宜升腾，不宜消降。升腾于上焦则脾胃易于分运，降陷于下焦则脾胃难以运化。人乏水谷之养，则精神自然倦怠。脾胃之气虽充于脾胃之中，实则生于两肾之内。无肾中之水气则谓之气不能腾；无肾中之火气，则脾之气不能化。

治法：唯有肾之水火二气，脾胃之气才能升腾而不降也。补脾胃之气，必先急补肾中水火之气，治法必以补肾气为主。但补肾而不兼补脾胃之品，则肾之水火二气不能提于至阳之上也。

方药：并提汤，熟地、巴戟天、白术、人参、黄芪、山茱萸、枸杞、柴胡。水煎服。3月而肾气大旺。再服1月，未有不能受孕者。

（三）下部冰冷不孕

妇有下身冰冷，非火不暖，交感之际，阴中绝温热之气。人以为天分之薄也，谁知是胞胎寒之极乎。胞胎居于心肾之间，上系于心而下系于肾，胞胎之寒凉，乃心肾二火之衰微也。

治法：治胞胎者，必须补心肾二火而后可。

方药：温胞饮，白术、巴戟天、人参、杜仲、菟丝子、山药、芡实、肉桂、附子、补骨脂。

本节"心肾二火"是指君火与命火。心主君火，肾主命火，二者相得益彰。君火在上为阳气之用，命火在下，为阳气之根。君火为命火之统率，命火为君火之根基。人体五脏六腑功能正常，一靠君火统率，二靠命火温煦激发。心肾之气旺，心肾之火生，则子宫之寒自散。

（四）胸满少食不孕

妇人有素性恬淡，饮食少则平和，多则难受，或呕泄，胸膈胀满，久不受孕。人以为禀赋之薄也，谁知是脾胃虚寒。夫脾胃虚寒原因为心肾之虚寒耳。盖胃土非心火不能生，脾土非肾火不能化。心肾之火衰，则脾胃失生化之权，即不能消化水谷以化精微矣。既不能化水谷之精微，自无津液以灌溉于胞胎之中。欲胞胎有温暖之气以养胚胎，必不可得。纵然受胎，而带脉无力，亦必堕落。此脾胃虚寒之咎，治法可不急温补其脾胃乎？然脾之母原在肾之命门，胃之母原在心之包络。

治法：欲温脾胃，必须补二经之火。盖母旺子必不弱，母热子必不寒，此子病治母之义也。

方药：温土毓麟汤，巴戟天、覆盆子、白术、人参、山药、神曲。

（五）少妇急迫不孕

妇人有少腹之间自觉有紧迫之状，急而不舒，不能生育。此人人之所不识也，谁知是带脉之拘急乎。夫带脉系于腰脐之间，宜弛而不宜急。今带脉之急者，由于腰脐之气不利也。而腰脐之气不利者，由于脾胃之气不足也。脾胃气虚，则腰脐之气闭，带脉拘急。带脉之急，所以不能生子也。

治法：宜宽其带脉之急，宽带脉之急宜先利腰脐之气，利腰脐之气必先大补其脾胃之气与血，则腰脐可利，带脉可宽，自不难于孕育矣。

方药：宽带汤，白术、巴戟天、补骨脂、人参、麦冬、杜仲、熟地、肉苁蓉、白芍、当归、五味子、莲子。

方中以芍药之酸以平肝，则肝不克脾。以五味子之酸以生肾水，则肾能益带。

（六）嫉妒不孕

曰人有怀抱素恶不能生子者，人以为天心厌之也，谁知是肝气郁结乎！脾土之气塞，则腰脐之气必不利。腰脐之气必不利，必不能通任脉而达带脉，则带脉之气亦塞矣。带脉之气塞则胞胎之门必闭。

治法：必解四经之郁，以开胞胎之闷。

方药：开郁种玉汤，白芍、香附、当归、白术、牡丹皮、茯苓、天花粉。

此方之妙，解肝气之郁，宣脾气之困，而心肾之气亦因之俱舒，所以腰脐利而任带通达，不必启胞胎之门，而胞胎自启。

（七）肥胖不孕

妇人有身体肥胖，痰涎甚多，不能受孕者。人以为肾虚之故，谁知是湿盛之故乎！肥胖之湿，实非外邪，乃脾土之内病也。湿盛者多肥胖，肥胖者多气虚，气虚者多痰涎，外似健壮而内实虚损。且肥胖之妇，内肉必满，遮隔子宫，不能受精，此必然之势也。

治法：必须以泄水化痰为主。然徒泄水化痰，而不急补脾胃之气，则阳气不旺，痰湿不去，人先病矣。

方药：加味补中益气汤，人参、黄芪、柴胡、当归、白术、升麻、陈皮、茯苓、半夏。

服法：八剂痰涎尽消。再10剂水湿利。再10剂，后加杜仲、续断，必受孕矣。

（八）骨蒸夜热不孕

妇人有骨蒸夜热，遍体火焦，口干舌燥，咳嗽吐沫，难于生子者。人以为阴虚火动也，谁知是骨蒸内热乎！夫寒阴之地固不生物，而干旱之田岂能长养？骨髓与胞胎何相关？胞胎上系于心包，下系于命门。系心包者通于心，心者阳也；系命门者通于肾，肾者阴也。是阴之中有阳，阳之中有阴，所以通于变化。然必阴阳协和，不偏不枯，始能变化生人。胞胎既通于肾，而骨髓亦肾之所化也。骨髓热由于肾之热，肾热而胞胎亦不能不热。且胞胎非骨髓之养，则婴儿无以生骨。骨髓过热，则骨中空虚，唯存火烈之气，又何能成胎。

治法：必须清骨中之热。然骨热由于水亏，必补肾之阴，则骨热除。

方药：清骨滋肾汤，地骨皮、牡丹皮、沙参、麦冬、玄参、五味子、白术、石斛。

服法：水煎服。连服30剂而骨热解，再服60剂自受孕。

此方之妙，补肾中之精，凉骨中之热，不清胞胎而胞胎自无太热之患。然阴虚内热之人，原易受孕，今因骨髓过热，所以受精而变燥，以致难于育子，本非胞胎之不能受精。所以稍补其肾，以杀其火之有余，而益其水之不足，便易种子耳。治骨髓热所以不用熟地，方极善。用者万勿加减。在用法上也强调了凡峻药病去七分即止，不必拘泥30剂、60剂之数的原则。三元生人不一，余类推。

（九）腰酸腹胀不孕

妇人有腰酸背痛，胸满腹胀，倦怠欲卧，百计求嗣不能如愿。人以为腰酸之虚也，谁知是任督之困乎。夫任脉行于前，督脉行于后，然皆从带脉之上下而行也。故任脉虚则带脉坠于前，督脉虚则带脉坠于后。

治法：升补任督之气。

方药：升带汤，白术、人参、沙参、肉桂、荸荠粉、鳖甲、茯苓、半夏、神曲。此方连服 30 剂，任督之气旺。

（十）便涩腹胀足浮肿不孕

人有小水艰涩，腹胀脚肿，不能受孕者。以为小肠之热也，谁知是膀胱之气不化乎。

治法：补肾中之气，暖胞胎之气。必须壮肾气以分消胞胎之湿，益肾火以达化膀胱之水。使先天之本壮，则膀胱之气化。水化则膀胱利，火旺则胞胎暖。

方药：化水种子汤，巴戟天、白术、茯苓、人参、菟丝子、芡实、车前子、肉桂。

总结：上述总共 10 种病情，用药总共 37 味，熟地、当归、白芍、山茱萸、巴戟天、白术、人参、黄芪、杜仲、菟丝子、山药、芡实、肉桂、附子、补骨脂、覆盆子、麦冬、肉苁蓉、五味子、莲子、香附、牡丹皮、茯苓、天花粉、柴胡、升麻、陈皮、半夏、地骨皮、沙参、玄参、石斛、荸荠粉、鳖甲、车前子、神曲等 30 多味。

药物功效分类有健脾、补气血、补肾、温肾、养阴、疏肝、理气、化痰消滞、活血、软坚化结、升举阳气、清虚热、暖胞宫等。

治法分类：妇女以血为本，种子以肾为本，胞宫以暖为本，疏肝理气、去湿化痰、活血化瘀、软坚化结、升阳举陷、养阴清热。

辨证特点：只描述症状，没有舌脉。

现在大家看一个病案。

刘某，女 36 岁，结婚 8 年未孕，四处求医。B 超提示：排卵功能较弱，卵泡偏小。舌脉无异常。形体适中。月经周期基本正常，经量偏少，带下正常。用药：当归、川芎、白芍、熟地、党参、白术、茯苓、甘草、车前子、菟丝子、五味子、覆盆子、女贞子、枸杞子、益母草、白花蛇舌草。第 3 个月怀孕。

我对这位患者很有印象，当时也没有很大把握治好。她卵泡偏小，月经量偏少，其他正常，四处求医仍不见疗效。根据"妇女以血为本""种子以肾为本"的理念，开了补肾补气血的八珍汤加五子衍宗丸加味，服用了两个月，她真的怀孕了。我很欣喜，这也是她意想不到的。真的是"五两拨千斤"啊！对妇科不孕症，我不是特别有研究，只是按照《傅青主女科·种子篇》的理念去治疗，把古人的思想应用于现代的治疗。女性不孕不育无非就是从输卵管有无炎症、是否通畅、子宫内膜的状态、免疫、性激素等方面来诊疗，卵泡小这类属于先天发育不足，中医属于肾的范畴，大量补肾的治疗最终取得了令人惊喜的效果，也是古为今用能够取得成效的验证。

能否成功怀孕有男性的原因，也有女性的原因。男性不育有多方面的因素，今天我们主要说说女性方面的原因，女性不孕与排卵、输卵管、着床、免疫应答、激素水平等多种因素有关。排卵因素：卵泡发育不全、多囊卵巢；输卵管因素：炎症、不通、通而不畅；着床因素：子宫内膜的状态；免疫应答因素：胎儿虽然是一种无害的"非我"，但人体免疫功能出现异常时也会产生针对胎儿的免疫应答，从而导致流产，这也是流产的一个原因。如果女性体内有抗精子抗体，受精卵还没成胎儿就发生应答，导致无法受孕。激素水平因素：雌激素水平、绒毛膜促性腺激素、黄体水平及功能。因为排卵异常或排卵路径异常，现在很多患者选择试管婴儿。

现代医学已经把这些机理研究得相对清楚，留给中医发展的空间已经很有限了，所以要精益求精，才能够解决问题。学术，可以拓宽中医学的发展。今天主要就是传递一种理念，说得不好，也很肤浅。谢谢大家。如果有批评可以转达给我。今天就学习到这里。

金一顺：非常感谢各位老师对全国老中医药专家严晓华传承工作室建设的支持。一种连续的、长时间的学习是十分难得、珍贵的。我今天听了严教授的分享，深感严教授的用心良苦，"授人以鱼不如授人以渔"，讲一种具体的技术、方药，不如给你带来一种方法和思路，其目的主要是点燃我们中医临床思维的火焰。今天讲到的《傅青主女科》的 10 种方法，就是一簇簇思维的火焰，传递的是一种五行之间的生化、制克思想，那如何让它在临床中具体、立体、灵动起来，仍需要我们细心地揣摩、长期的领会，才能把阴阳、五行、经络气血的运行这些抽象的理论，通过感悟运用在临床中，这正是师承的意义，也是传承工作室在做的薪火相传的工作。

第二节　三个肾病病例探讨

严晓华：大家下午好，按照工作室的安排，我就做一个临床诊疗案例与诊疗思维的分享。

我们经常会看到有一些关于中医的报道，有的时候就会觉得相关案例也很多，但是，要去模仿实践时，却发现不一定能够很好地复现。我个人是觉得做临床医生，其实也跟做人一样，要做到"吾日三省吾身"，现在太忙，节奏太快了，没有"三省"的时间，那是否能做到"三日一省"呢？我看有的时候还是可以的。对于我们医生来说，我们给患者看完了病，患者复诊的时候发现有效果了，这时候我们不能就这么过去了，要回想一下，到底是怎么样一个原因，到底是怎么样的一个疗效，还有接诊患者的一个思路，这样才有利于下次诊疗的复现，这也是工作室传承交流的意义。

第一个病例如下。

46 岁，女性。门诊主诉：发现血肌酐升高两年多。病史：两年前乏力、头晕，当地的医院查肌酐 81μmol/L，无浮肿、肉眼血尿、排尿不适、发热、关节痛、脱发、口腔溃疡、皮疹，无腰酸、腹痛等，未予以特殊治疗。后在当地医院多次查肌酐值，波动在 81~89μmol/L。血肌酐值跟正常参考值还是有相关的，不同医院因为检测仪器的差别正常值也有所不同，她所在的医院肌酐正常值是 47~73μmol/L，相比正常值她的检测结果还是有所升高的，有用过中药和西药治疗，但是肌酐始终没有降下来，始终高于正常值 73μmol/L 的上限。她也是听别人介绍，为了进一步治疗，她就到我的门诊来了。

我首先了解了她的病史，肌酐升高的时间已经两年多了，按照慢性肾脏病的诊断标准，肌酐大于正常值 3 个月以上，对于肾脏来说就是一种慢性损伤，因为慢性肌酐升高大多是属于肾小球硬化导致的滤过异常。我首先想到的是患者有没有长时间的蛋白尿或者浮肿的病史，问了病史没有。但发现她在近 10 年一直存在焦虑状态，经常有服用抗焦虑的药物，3 年前开始也发现有轻度的贫血，医生还给了多糖铁治疗。关于贫血，慢性肾脏病的患者后期也会贫血，特别是肾功能不好的时候，会贫血。那么她的症状合起来像是一个肾脏病的问题。但是她才 46 岁，没有明显的高血压，关键是她也没有明显的蛋白尿，所以我想她为什么肌酐高，而且高了两年多，是一个比较慢性的过程。所以当时是想，一边用中医辨证治疗，一边从现代医学的诊断上明确病因。

如果只是进行门诊治疗，这么一点肌酐用中药也是会下来的，但是我想搞明白到底是什么原因引起的。因为我觉得原因是很重要的，原因没有搞清楚，治疗上也比较糊涂，就是把肌酐一时降下来，它有可能还会再升上去，是不是真的到了一个不可逆的状态呢？肾小球滤过情况到底怎么样？因为他是个外地的患者，所以我的思路就会走两条线，一条线就说中医辨证怎么治，第二条线就是说从现代医学的诊断上，想去把它明确一下，到底是什么原因及病到什么阶段，因为我自己做肾穿刺检查诊断做了30 多年，这也是我惯性的诊疗的思路，所以我把她收到病房住院进一步详细检查。我想她的肌酐刚开始高一点，应该是要抓紧时间做个肾穿刺检查诊断一下，有一些人病情还是可以挽回的。在明确病因的基础上再选择中药治疗，我觉得会更好一点，所以我没有简单地满足于用点中药能不能把肌酐降下来这种思路。

从入院后的检查上来看，没有太大的异常。诊断方面也没有太大疑问：慢性肾脏病、3 期、贫血、慢性非萎缩性胃炎、焦虑状态、结肠息肉切除术后。入院的时候血压还有点波动，我想会不会是她血压高平时却没有注意。高血压，也会引起肾损伤，后期导致血肌酐升高。太大的异常基本上没有，苔薄白，脉细，心率 78 次。尿常规蛋白基本上是阴性的，没有出现明显的蛋白尿，连微量蛋白也都是阴性的。生化检查显示肌酐值还是高一点（87μmol/L）。我当时还有一个疑虑，正常情况下，肌酐值跟贫血指标有一个对照，高这么一点点的肌酐，不应该引起贫血的，做肾科医生时间久了都知道，高出正常值一点点的肌酐正常情况下是不应该引起血红蛋白89g/L的贫血，所以不是很对应。一般情况下肌酐高到300~600μmol/L，才可能出现这种程度的贫血。她血肌酐87μmol/L，才升高一点点，这时候出现这种程度的贫血就一定要考虑其他原因，或者继发性肾损伤。所以我觉得，在临床上一些细微的变化都是要仔细斟酌、推敲、思考是什么原因，临床看病认真起来的话，是一个很细致的观察过程。当时在门诊我也想过，因为是女性，狼疮、免疫相关性的肾炎还是很常见的，但免疫相关检测的免疫球蛋白、自身免疫也没有什么问题，可以排除。内生肌酐清除率也略低一点，数值为107mL/min。以上就是整体的临床指标。贫血跟肌酐存在不对应性，成为主要关注的点，最后经过跟患者沟通，做了肾穿刺检查，目的就是为了明确一下诊断，看看是什么原因造成的疾病。跟患者讲清楚了原因，患者也比较能够理解，就容易接受了。

肾穿刺检查病理的超微结构如下。肾小球：电镜下观察一个肾小球。肾小球毛细血管袢开放尚好，无明显内皮细胞增生，肾小球毛细血管袢基底膜明显增厚，薄处约240nm，多处厚260~380nm，最厚处约420nm；肾小球系膜区细胞膜和基质阶段增生；足细胞足突阶段性融合；肾小囊壁层细胞无明显增生，未见新月体形成。肾小球系膜区、毛细血管袢基底膜内皮下、内、上皮下，均未见确切电子致密物沉积。肾间质血管：毛细血管管腔内见红细胞。

超微结果：肾小球足细胞足突节段性融合，肾小球各部位未见确切电子致密物沉积。

这里没有见到一个电子致密物的沉积，也没有见到免疫复合物的沉积，之前还考虑是由于免疫炎症引起的，根据报告，就基本没有这种可能了。电子超微结构能看到肾小球的一些很细的结构，还能看到肾小管的一些轻度损伤。

　　根据组织学检查，没有见到肾小球球性硬化和节段性硬化，对于病程来讲是比较好的，因为一旦肾小球硬化就很难逆转，硬化是一种长期慢性的改变，所以没有硬化，肾小球病变也是比较轻的。然后肾小球毛细血管袢开放尚好，无内皮细胞增生，偶见炎细胞浸润，肾小球系膜区细胞和基质无明显增生，壁层细胞无增生，未见新月体形成。肾小球毛细血管袢基底膜无明显增厚，未见嗜复红蛋白沉积。所以对肾小球的病变基本上没有什么太多的描述，细胞增生、类皮细胞病变、基底膜的病变这3大问题都没有，也没有硬化，看来血肌酐升高与高血压无关。

　　然后我就注意到它前面的电镜里面，只是讲到一个肾小管发生了一些很轻微的一些变化，然后在这里就讲到一个肾小管间质的上皮细胞，有一个空泡及颗粒变性，可以见到少量的蛋白管型，因为管型是比较有意义的，再一个是灶性肾小管管腔的一个扩张，刷状缘的消失，上皮细胞胞浆的脱落，溢向管腔，无明显萎缩，肾间质散在少量炎细胞浸润，髓质间质呈轻到中度纤维化。个别小动脉管内膜增厚，导致管腔狭窄。我的感觉是肾小管稍微有一些轻度损伤，但也不是说特别严重，没有到肾小管坏死的地步。综合光镜、免疫荧光和电镜检查：（肾穿刺组织）肾小球病变轻，未见免疫复合物沉积，灶性肾小管急性病变。结论为未见免疫复合物沉积。从上面的描述来讲，灶性肾小管急性病变应该不是特别严重。

　　总结一下病例：肌酐轻度高，肾小管有一些轻度的损伤。那么，为什么会引起肾小管的轻度损伤？肾小管的损伤也是会引起肌酐升高的，很多急性肾衰竭的患者都是直接损伤肾小管，药物中毒、鱼胆中毒、食物中毒这些短时间内会引起肾小管的损害，短时间内会直接引起肌酐的上升。所以我是直接把目标锁定在肾小管。为什么她的肾小管损伤并没有很严重，却导致了血肌酐的升高呢？我觉得她的轻微肾小管损伤是一种持续的存在，最终会发生肾衰竭的改变。所以我让她去查了一下她经常服用的药，怀疑为经常见的药物中毒或者食物中毒。这时候有的西医医生可能会直接问患者有没有吃中药，如果患者说有吃中药，那么直接定性为中药副作用，实际上这样也不正确。一般的中药、一般的剂量不容易引起肾小管病变，所以我就继续排查她吃的各种药物。排查的过程就发现她长期服用帕罗西汀，已经 10 年了，时间比较久。因为我也没有专门搞精神病专业，但是这些药长期用起来也会有副作用，有没有肾脏相关的副作用我也不清楚，就去查说明书、相关资料，发现这个药物会有一些副作用，但都是比较小的、轻微的，也讲到肾脏功能不好的不宜用，由此看来这个药物会对各个系统造成损伤。其中，在偶见副作用里讲到了尿潴留、尿失禁、夜尿、多尿，其中夜尿多尿是肾小管损伤的一个症状，因为肾小管有浓缩吸收功能。好几个不同的厂家的帕罗西汀说明书都讲到这个问题。所以综合起来我觉得，跟这一点是有相关性的。可以说，我从帕罗西汀中找到了治病的"稻草"。我决定先把她的药给换掉，我就换成氟哌噻吨（乐盼），这个药在临床还是挺好用的，也没有肾脏损伤的副作用。其实她的焦虑症状也还可以，起初她自己还担心换药后疗效不好，后来我跟她说，帕罗西汀再吃下去，就会造成更严重的肾脏损伤，肾功能损伤不及时制止，后面就不可逆了，就很麻烦了，后面肌酐持续高上去了，还需要透析。因为我觉得有影响因素，你不给解除，再去治疗，也是比较被动的。然后我感觉她那个焦虑的临床症状似乎不严重，我就建议她先试一下，就把帕罗西汀停掉了。在这基础上我开了中药。后期门诊治疗随访，效果很好，肌酐正常，血色素也正常。

只要是在我们医院检查的，我们医院的电脑系统对所有的检查值，都可以电脑自然生成一个曲线。她来门诊复诊，就生成了这样的曲线。其实有了曲线，如果要用病例去总结临床，我觉得是很好总结的。我觉得一个患者治疗效果时有反复很正常。对于一个案例，要有持续观察的过程。这个患者现在还会定期来门诊，因为她是外地的，有时候两三个月来一次，整个指标都维持在正常的一个状态。治疗的过程中发现贫血也纠正得很好，帕罗西汀的副作用里面有讲到一个贫血，说明书说它可能出现正红细胞性贫血。贫血分小细胞性贫血和大细胞性贫血，小细胞性贫血经常是缺铁引起的，大细胞性贫血经常是缺维生素 B_{12}、缺叶酸等。帕罗西汀这个药物引起了患者正细胞性的贫血，存在跟肌酐引起的贫血不对应的一种状态，经更换抗焦虑药及中药治疗，达到满意疗效。

因为现在患者住院时间都很短，明确诊断完，加治疗差不多10天就出院了，那么所看到的一个治疗的结果是肌酐呈下降的状态，血色素开始上升，这是我们中药治疗的效果吗？还是说换掉了抗精神病的药呢？大家可以自己再斟酌，这也是我一直在思考的。之所以要回顾临床案例，就是要不断地堆积，不断地总结，如果你没有这么多过细的思维去想，你可能觉得就是中药疗效，自诩我中药治疗肾衰竭疗效如何好，但我觉得就是要从严格的角度去审视病例，首先弄明白肾衰竭是什么原因？判断她的病跟抗精神焦虑的药有关，所以我就把她的药给停了。那么药停了以后患者能不能自然康复呢？因为同一个患者，没有对照组，我们只能说根据经验，先把她的致病因素解除，然后我们再对她的肾衰竭做一些适度的治疗，用一些中药去治疗，那么慢慢地整个病情趋于一种稳定好转的状态，肌酐也回归正常，也不再贫血。然后，关键是患者的焦虑状态也控制得不错，整体状态都很正常。

我想我们首先是个医生，然后才是个中医医生！我们面对一个患者，首先是把患者的病控制好，并且把患者治疗到比较理想的效果，那是作为一个医生应该完成的。是不是中药的效果？中药有没有效果？就需要一步一步分析。因为每一个人的病情、情况都是不一样的。按照我的性格，我只能把病例分析到这里，我看到很多这种案例的介绍，就是都把中药效果讲得多好多好，好像包治百病，我觉得是没有太大意义，也不好，因为方法不能复现嘛！换一个患者，你试试看，如果你完全都不解除病因，一味治疗，效果就不一定了。我是觉得做临床首先要非常细致地去审因，再进行辨证治疗，还要有疗效观察。因为现在的患者，可选择做治疗的医院很多，所以能够有这种持续观察，也是很不容易的事情。得益于我们医院的电脑系统的曲线统计图，如果没有曲线统计图，讲实在话，那一张一张的表格，是很麻烦的事。我们应该也就这一年才有这种曲线统计图，那时也是金一顺医生发现了，跟我说有这个曲线统计图的时候，我一下就兴奋起来。因为我经常观察患者，但是没有曲线统计图啊，想去描绘也很麻烦的事情，后来电脑能自动生成曲线统计图，这真的是太好了。后边还出了微信看检查报告的功能，解除了外地患者当天检查当天取不了报告的麻烦。之前当天检查，第二天出报告，耽误的时间会比较多，甚至要住旅馆，这样他们的经济负担也会比较大。有些患者经济条件不太好，为了给他们省钱，我只能让他们在他们当地的医院检查。除此之外，我尽量让患者来医院检查，为什么？因为所有的诊疗效果自然生成曲线统计图，不会有一种造假的因素在里面，或者是其他什么问题，从总结论文的角度来讲，也是非常好的一个数据。这种真的是要好好利用起来，这是中医学和现代医学结合的一种手段，帮助我们来分析疗效，提高我们的治疗思维，包括病理诊断。所以我前面说我是一直在做临床检验指标，包括临床病理诊断，与我们中医辨证治疗肾脏病的一种相关性的研究，我这30几年来一直立志于去做这件事情。因为以前很不好观察，指标数据没有这种连续性的曲线统计图，有了曲线统计图以后，我觉得好很多。

但是人生也很短暂啊，三十几年临床"忽"地一下就过去了。这种连贯性的临床资料，也不是那么好收集的。如果能够收集每个患者这样的数据，还是很有意义的。因为我是觉得，中医完全可以做到治疗疾病的同时带来西医指标的变化。就像我前面讲的病有两个概念，一是症状层面，人之所苦所谓之病，各种辨证治疗后症状好了，症状层面的病好了。二是各种指标层面，症状好了，但有些指标实际上没变化，你能说病好了？但有一些指标是可以动的，我们不是纯粹地用某个药来降这个指标，而是通过我们的阴阳、寒热、虚实整体辨证，通过调整体内的状态，改善指标。那么病例的指标呢？同学们会讲，你刚才说了，是因为停掉了有副作用的西药。我不好说是中药治好的。但如果更换了抗焦虑药，没有用中药，病能缓解吗？我也不知道。对于这种精神病的用药我观察的例数还很有限，也有遇到过引起肾损伤的，有的都损伤得一塌糊涂的，但缺乏一个长期的线性的观察，所以说各种各样的患者太复杂了，完全一样的患者做这样的观察，还要设置对照组，还要随机，有统计意义的符合《科学引文索引》（SCI）标准数据是太不好收集了。这个病历我就汇报到这里，至于说疗效是中药产生的吗？还是说更换了精神病药物产生的？我觉得可能都有吧，如果不上中药，就把精神病药物停了以后再看，那再观察患者又要花时间，如果没有好呢？当然我们作为医生，还是希望解除病因的同时给患者进行治疗。

最后看一下治疗用的中药：黄芪、酒黄精、山药、郁金、熟地黄、太子参、土茯苓、虎杖、厚朴、火麻仁、大黄、党参、白术、枳实、麦冬。

郁金，是开郁的药，考虑到她有忧郁症的症状，所以我加上了这个。

以上便是我今天的第一个案例，这是我在肾脏病临床中所运用的一种诊疗思维，包含症状、辨证、体质、西医指标、病理诊断五维立体的辨证思维。

接下来是第二个案例。

一个老年男性患者，他肌酐升高有 4~5 年。2022 年 7 月 1 日他做了心脏支架，之后肌酐就达到了 430μmol/L。介入中药治疗两周，复查血肌酐 298μmol/L，晚上皮肤瘙痒，双下肢轻度浮肿。纳食可。舌质红，苔薄，脉滑。

这个患者呢，我接到会诊单时，他就在肾内科住院，肌酐就一直往上升，做完支架后最高有升到 433μmol/L，但是经过治疗，已经下来到 200 多 μmol/L 了，后不知道什么原因，又一直往上升，直接就升到 409μmol/L，请我会诊的时候血肌酐是 409μmol/L。为什么请会诊呢？西医说没办法了建议出院，但患者认为病情没好转不肯出院。呕吐，不想吃饭，也没办法起床，一直说难受，没办法出院。患者说自从住进来，肌酐越来越高，拒绝出院，自己提出吃中药试一下。他躺在床上，没办法起床，浑身都很疲软，吃不下饭，给他用了很多的西药，制酸药、保胃药，反正能治疗胃的、助消化的药物，能用的药都用了，都没有用。所以没招了，就叫我给他开个中药。

这个患者情况这么复杂，有肾脏病的问题，又有心脏病的问题，现在肌酐又很高，那后面会不会更高不知道，目前他这肌酐是一路往上走的。根据他的临床症状，我给他开了1周的中药，之后我也没有太留意这个患者，因为我们医院很多请会诊的患者，会诊完后，他就出院了。但是后来1周以后，我手下医生告诉我说，上一次会诊的一个患者，肌酐高不会吃饭的，他说效果很好。那边的医生叫他就按照我的方再给患者用1周。但我心里想，也可能是效果很好，也有可能效果不一定很好，是人家就比较客气的说法。后来，有一天患者来挂我的门诊说："主任你不认得我啦，你跟我会诊的时候我躺在床上啊，都吃不下饭，没办法出院了。"他说我开的那个7天中药，吃了两三天以后人就非常好可以起床了。状态好，病情就好转了，又开了7天药以后就出院了，带药出院。给他查一下，肌酐298μmol/L，一下子就从409μmol/L到298μmol/L，两周时间。我说："哦，这样子那就说明我们的阴阳调整还是对的。"之前在讲体会的时候我就讲过，我们对于肾脏病的治疗经常就是独立于指标之外的治疗，不一定想着说你什么药一定要去降肌酐，而是要想着把气血给调好，相应的指标也会跟着下降。因为确实没有哪个神药，吃进去马上能够使得指标下降。

没有神药的，如果有当然很好。但是对于患者的阴阳平衡，如果能够调整好气血、痰湿及其他存在的问题，指标自然就会下来。至少是在一定程度上能够下得来！后来他开始出现皮肤瘙痒，肌酐高经常会引起皮肤痒，皮肤痒也是一个难题，我现在真的还很难给他看得完全好转，偶尔有的患者告诉我，效果还可以，大部分肾病甲状旁腺功能亢进症引起的皮肤痒，吃中药好像也控制不下来，皮肤病院、皮肤科也都看了也都没能控制。西医甲状旁腺功能亢进症也是一个很大的难题，中医也在努力，我自己觉得在皮肤痒这一块中医效果还是比较薄弱的。比较薄弱，就说明我对它的寒热虚实还没有能够摸透，用进去的药还不是能够那么精准地击中靶点。如果摸透了，调整一下它的代谢是有可能的，通过我们阴阳、寒热、虚实的调整，他的指标可能也是会变动的，这块我还没有做太多的研究，还没有太多的时间，将来可能再继续研究。

　　这里再分析一下患者的舌脉，他的舌质是红薄苔，脉是滑脉，在肾衰竭的患者中很常见，这是体内有实邪。诊脉我没办法做到像古代神医那么准，那么神乎其神，但是我觉得寒热虚实这些辨证，舌象、脉象都是有意义的。我看病很慢，切脉要到有感觉为止，这种脉滑的患者真的很多，都是实邪脉滑。滑脉是身体内有病理产物的一个征象，按中医理论来讲就是湿邪、浊邪，反正就是邪实的一种。滑脉还有一种征象，是最大的实，不是邪，这个实证就是怀孕，怀孕也是多了一个物质，多了一个胎儿，所以孕妇脉滑，所以我觉得脉滑要注意，滑脉是身体内有实的征象，这里实不一定是邪，正气也会实，就是书上说的正气充实也会出现滑脉。患者有脉滑的时候，要分析为什么会出现脉滑？我曾经有一个患者，没什么症状，他真的就是脉滑，我建议他肺部去查个CT（我担心他肺部有东西）。后来肺部去检查，真的是肺部肿瘤，遇到之后我才更加重视这个问题。我们肾衰竭的很多患者脉滑，重按可能不一定很有力，但是确实脉滑，说明实邪还是很旺，这就是湿浊之邪，肾在下焦，很多慢性肾病的患者都存在不同程度的下焦实邪！有的医生可能通过症状、舌象就可以辨证开方了，但我觉得多一个脉象也没有什么不好。还有舌诊按脉的时候，我觉得舌和脉都是比较本质的变化，如果你能看得准的话，相对于他的那些主诉还更准确。主诉跟患者的主观感觉有关，比如说头痛，每个人对疼痛的感受和耐受力不同，但舌、脉反映的东西更客观，关键医生要有这种细致的技术去发现这些客观存在，最后我觉得这三者还是要结合起来判断，才是最全面的诊疗，也更有意义。

　　后边随诊到了2022年10月26日，给他开的药持续吃了之后，肌酐还在继续下降。我想表达的观点是我们可以通过调整阴阳来"撼动"他的指标，使他的指标下降。但是指标的下降也有一定的限度，他的肌酐值就一直维持在200多μmol/L，我现在也没有办法把它再降下来。

　　肾脏病的诊断要结合很多因素，包括他的肾脏病的轻重、病程、原发病等，这个患者还有心肾相关的问题，心肾综合征相当于中医讲的心肾不交的情况，所以他的影响因素也很多，很明确他基本就是一个慢性病，而且基础肌酐已经在 200μmol/L 左右，所以就有可能已经出现肾小球硬化。硬化的肾小球要让它完全地复苏过来，才能使肌酐值降到完全正常。如果没有复苏，你想让肌酐能够降到完全正常，基本上是不可能的。这就是病理跟临床的一个相关性。我觉得现在医学的相关性，我们中医要去认知和突破。

之前有一个患者肌酐高到 800 多 μmol/L，治了很久还是下不来，因为他很年轻，很不愿意接受现实，然后每天就愁眉苦脸，西药也没效果，中药也没效果，我们告诉他情况可能很不好，因为他肾脏都缩小了。他说他刚发病，我说可能是他早期没注意到，因为早期没症状。他不信，于是就跑到外面说是"很著名"的医生那里去看，怎么劝都不听。我跟他说："客观来讲你这个病就是这样子，因为你的肾小球硬化，肾脏也缩小了，血肌酐也升高明显，我觉得你情况真的不太好，只能试试看。"让人惊喜的是后来有一天患者说他的肌酐真的下来了，140 多 μmol/L，说那个"著名中医师"疗效特好！我眼睛都看直了，觉得不可能，但是看患者精神状态那么好，也不忍心去打击他。后来再过了两周又碰到这患者，他说完全查错了，是肌酐升到 1400 多 μmol/L 不是 140 多 μmol/L，最后就只好去透析。我觉得作为医生判断标准要客观一点，你对自己的评价要负责任的，要作客观性的、线性的观察。

关于停药，有的患者会讲中药那么难吃，要一直吃下去，造成了心理上的负担，有的还出现了精神崩溃。有的患者突然停了药，指标一塌糊涂。后来我就发现中药也跟降糖药、降压药一样，还真是不能随便停掉。像这种慢性病，有的时候可以慢慢减少，可以从 1 天 1 次改成 7 天 4 次或 7 天 3 次，不能一下子都给停了。可以慢慢减少，然后维持，有一个"循序渐停"的过程。做中医的都了解，每一个人都是不一样的。如果病情控制不住了再加量效果不好。中药的疗效好像也有一个半衰期，这是我临床的一些经验，但我没办法做到像实验的指标那么精确，只是一些经验。有时候一停药，指标就上来了，到什么程度需要停药，我也没有精确的标准，这对我自己也是一个瓶颈。我给很多患者治到一定程度，像这位患者，他现在的情况大概是回到200μmol/L左右，但没有低于过200μmol/L，还是高出正常值，那么如何能够再让它下降，是很难的问题。

患者有慢性肾脏病，心脏不好，所以肾小球的灌注也不一定很够，整个还有一个硬化的趋势，肾小球硬化了怎么办？是不是完全不可逆转？早年的时候我经常跟着肾内科的舒贵扬主任查房，我跟他查房十几年，我们也经常谈到一些问题，舒主任是西医的主任，也喜欢探讨中医的用药，他很期待地跟我说："你们中药治疗有没有可能改善硬化啊？补气血，补肝肾，这种有没有可能？"我内心也是希望真的可以缓解。肾小球是不是也可以建立侧支循环，然后再生新肾小球呢？但是这种情况"大规模"地发生可能现在医学还不能实现，中医学目前应该也没有可能做到。但都在研究，能不能拿几个肾小球出来克隆一下，进行自身肾脏移植？这也是一个想法，也是一种希望，我们也要去"追求"。但是我眼前的这个患者，如果急性的没有处理好，急性加剧以后，时间久了，就会变成慢性肾衰竭，变成一个慢性的过程，那么它的肌酐就直接从200多μmol/L固定在400~500多μmol/L，然后从400~500μmol/L再往上升就很快了。我们通过中药调理，可能有希望把他急性加剧的肌酐给降下来，肌酐可以回到200多μmol/L，那他的生命延长了，病程的发展延缓了。我觉得从目前来讲，对于肾脏病的治疗，就是要延缓病程的进展。这还要看患者的病情在什么阶段，如果肌酐已经到了800、900、1000多μmol/L了，就很难延缓了，也延缓不了多久了，这种就要去透析。一般我们200μmol/L以内是一个阶段，400~500μmol/L是一个阶段。还要考虑很多因素，原发病、年龄、饮食等。通过综合的中药调理追求恢复。这个患者血肌酐大概在200μmol/L，能不能够有所突破，也是我要再努力的。

有的时候我也绞尽脑汁在想，怎么打开瓶颈呢？有的患者就跟耐药一样，他肌酐降到一定程度的时候就不怎么动了，然后患者也焦虑，我心里其实也很想很快见到效果，但是这么多年我也没有见到过很快把肌酐降下来的。西药中没有这种特效药，就像降压药这样的可以很快降血压，但是快速降肌酐的没有，由此可见我们中医也还有很多发展空间，需要去琢磨。

指标不是一点都不可以改变，病理能不能改变我不敢讲，我只能说结合他的病理改变来提示中医用药。在我们中医的用药辨证上其实是有不同的，比如说它是系膜增生性肾病，还是膜性肾病，还是其他病理改变，这些都提示我们中医辨证用药，这些理论和临床的东西，我们可以慢慢去积累、去感悟，至于能不能够改变病理，好像也没有太多的案例。因为要取得病理结果，就要重复肾穿刺检查，但多次肾穿刺检查，肾脏可能要穿坏了怎么办？生命还是第一位的。科研是要付出代价的，我是这样的思维。

对于指标的改变，我虽然不能说信心满满，但是我觉得是相对容易实现的，就是我们用中医中药去治疗，用指标的变化来证实治疗效果，坚定中医治疗的信心。如果患者吃中药治疗，感觉效果很好，但他肌酐一直在400多μmol/L，那我觉得他感觉很好当然也是一个效果，这种感觉很好，气血都很好，都很顺畅，都很平衡，虽然指标没有变化，但这也是一种效果。还有一种，就是自我感觉很好，指标一直升到1000多μmol/L，那直接就去透析，不透析一些电解质就乱了，易发生心肌梗死、脑梗死命就没了，这种就不敢说有效果了。即使这样，有人也说中药有疗效，我个人当然也不反对，这是不容易的事情，感觉不错，也是不容易的。但是治疗不能仅仅停留在症状层面，也要撼动临床指标的变化，指标能够下降，就会更理想，也会被更多人认可。

第三个案例如下。

一位女性，46岁，她发现肌酐升高10年。然后来我这里治疗的时候肌酐是210μmol/L，正常值应该是97μmol/L。然后，我让她一个月查一次肌酐，一个月以后就到174μmol/L，这是2022年5月10日，有的时候两个星期查一次，6月5日就到了138μmol/L，7月12日是125μmol/L，8月2日波动了一下141μmol/L，8月20日跌到130μmol/L，9月21日是

124μmol/L，10 月 22 日又跌到 122μmol/L。

患者现在也还在我这里治疗，大概为 115μmol/L，比正常值高一点点。我选取病例的当天，她肌酐值 120μmol/L，离 97μmol/L 还有一点距离。

还有血钾的问题，因为经常讲到中药治疗肾病患者，特别是肾衰竭有可能引起高血钾，临床上确实有这种情况。那么高血钾是什么原因？原来也一直觉得是药物的问题。但又有一个问题，为什么有的人高，有的人不高？我也与那些有高血钾的患者反反复复做了多次的交流，发现有几个问题：一个是他们吃了很多水果；二是跟服药有关，很多慢性肾衰竭的患者都伴有高血压，服用降压药控制血压，有一类降压药就是血管紧张素转化酶抑制剂、血管紧张素 II 受体拮抗剂类的药，这类药本身就会引起高血钾，有时候单用可能没那么明显，一加上中药就特别明显了，很多患者高血钾都是因为服用血管紧张素 II 受体拮抗剂导致的；三是中药中有一些"种子"类的药也容易引起高血钾，我以前特别喜欢用车前子、五味子、覆盆子这类种子类的药，种子储存植物的繁殖精华，跟肾主藏精有相似之处，但现在肾衰竭患者我都不敢用，这类药有可能引起高血钾，不是说都会有，但概率很高。所以西医讲中药引起高血钾的问题，我们还是要高度重视。

这个患者没有来住院，因为那时候患者不同意来，200μmol/L 左右的血肌酐是慢性肾脏病的一个阶段，而且她肌酐都升高 10 年了，且家在外地，她一直治疗也降不下来，肌酐就维持在这个水平。我们给她治一下，让肌酐维持在 100μmol/L 左右，最近再治疗看看还有没有下降空间。所以我也经常遇到一个问题，治疗到一定程度就会有一个瓶颈，卡在那里不动了。

然后我想在辨证上进行调理。从病理来讲，患者的肾小球确实硬化了，回不来了，那么有效的肾小球滤过率就没有那么多了。那这时候，把引发病情加重的因素去除，可能就会好一点，帮他们维持现状，把肌酐维持在 100μmol/L 左右，对患者的心态来讲比较好。医生常常也是安慰患者，偶尔才能治愈。像第一个案例那样，是有外部因素的，而且病程也短，所以把这些东西去除，某种程度上就算治愈。像第二个案例，患者的情况就比第一个要复杂很多，第三个案例，患者的病情是一个慢性的过程，已经 10 年了，能降下来已经不错了。

基本上对于肾衰竭、肌酐高的患者，我有一个基本方，就是黄芪、党参、白术、土茯苓、虎杖、王不留行、赤芍、砂仁、蚕沙、太子参、麦冬、厚朴、葛根、火麻仁、大黄。

这个处方就没有郁金了，因为郁金是针对第一个患者的抑郁症状加的。总体来讲，还是我前面讲过的扶正祛邪。我曾经有遇到治疗处于瓶颈期的患者，我想可能是"泻"的力度不够，因为他有实邪，就把"泻"的力度加大，把参、术、芪这些药拿掉，但实际上效果更糟糕。在临床实践中，虽然有实邪要祛，但也要配合扶正，因为只有扶正机体才有力量祛邪，扶正应该贯穿在整个治疗过程中，这一点很重要！

最后，我觉得肾脏病从脾胃论治也是很重要的临床思维，中焦有一个升清降浊功能，脾主升清降浊，参、术、芪这些药，可以加强人的气血。降浊就是去除实邪（湿浊），所以我觉得升清降浊在脾胃中焦轴上面的治疗，是中医药一个很大的特点。曾经某医院研究中药大黄粉的作用，但单纯一味大黄粉不解决问题，还是要配合健脾、补气血、补肝肾药，这一块才是西医很难做到的，而健脾、补气血、补肝肾，对于免疫的调整也很有意义。健脾、补气血、补肝肾应该怎么做？这是一个纲，也有很多学术讨论，有感兴趣的，可以去查资料。这里我有个理念：老师找的、老师教的，其实意义不是特别大，但如果是学生自己感兴趣的，自己去找的，去思考的，那就是自己的东西了。你有你的思维，我有我的思维，所以中医传承很难，它很无形，老师不要声嘶力竭地去说教，老师能够起到引领的作用就好了，俗话说"入门引路需口授，功用无息法自修"，真正的传承还是要靠学生自己的领悟。

补中益气，升的是清，降的是浊，在调整升清降浊这个轴的时候，我经常用到蚕沙，有的时候还会加一些瓜蒌，那就根据患者的情况决定用药的力度，大便肯定要保持通畅，维持在每天 1~2 次，我是很严格地问患者大便的情况。

可能会有年轻人想：你讲的这些思路、理念有什么客观依据吗？不是你的自以为是吗？我要讲一点，这是我的个人体会，我做了一辈子临床的精华宝贝，拿过来无私分享给大家。不懂的人听起来，认为像马路边的尘埃一样，其实也很正常。因为这毕竟是我自己找来的东西，我开的药，如果学生没有亲身经历，不懂你在什么情况下开的药，单单一个药方是很难发挥出它真正的价值，这也是中医的微妙之处。有的时候学生其实有更高的眼界，有更高的思维，我也能从中学习到新的理念。有时候学生有不同的看法，学术本来就是百家争鸣，我们也需要在争论中提高。

医生的成长有时候也要感谢患者，至少我们遇到患者，找我看病就是对我的信任。我尽力开好中药，但最重要的是患者要能够配合，他能来回访，还能够坚持吃药，患者有时候也非常感谢我，我说其实感谢你自己，你要是不吃药或者不来回访，没有持续地坚持治疗，那就不可能有好的机会。

开始的时候，治疗肾脏病我是比较郁闷的，读书时候不爱治疗肾脏病，觉得肾病太复杂，是下焦的问题。到了福建省立医院，医院安排我做肾脏病，我一开始也不是很感兴趣，后来，我跟着前辈的中西医主任们学习，进行系统的西医肾脏病专科培训进修，临床跟主任查房，认真管理患者，做肾穿刺、管理血透的患者、做腹透，探索中医中药的疗效，现在很多西医的内容都没有做了，因为综合性医院的医疗管理制度，许多内容也不是很需要我们亲自去做了，但是如果没有较强的西医临床基础，很难比较全面地去掌控肾脏病的中医治疗，因为你对病因病程进展及治疗风险的评估的能力都是不足的，这就很难评价中医的疗效，所以要学好西医做好西医的基础诊疗，才能更好地探索中医。西医也有它的瓶颈，西医确实发展很快，很前沿，很能解决问题，肾衰竭血肌酐升高，透析一下，至少能够"维稳"。其实透析完，肌酐会稳定在一定程度，有的患者还是维持在800~1000μmol/L，但透完那一天可以降下来，但仍然没办法解决所有问题。所以肾脏病的治疗，我们中药去介入、去调整病情，其实是有着很大的空间。包括这些患者其实经常都是正虚邪实的，但是有的患者病久了也焦虑，不一定吃中药，需要我们一步一步去努力的。后来我不怎么采用西医治疗方法，更多采用中医的治疗方法，但因为我采用西医治疗方法治疗了十几年，对他们的诊疗基础也了解，西医更新或者创新有时候不是我们的责任，我们的责任是把中药挖掘出来，在他们不足的地方，中药介入一下，叫"中西医协同诊疗"。

中药最大的问题就是不好喝，还有煎药麻烦，但是你病到那个时候也得静下心来喝药，否则中药还是没作用，中药治疗的疗效能不能改变各种指标，如果指标都不动，看门诊就会郁闷一些（比如有一些病不需要指标，不寐、出汗症状缓解了就好）。就肾病来讲，要改善蛋白尿、血尿、血肌酐的值都是需要长期用药调整的，所以医患的配合和信心是很重要的。这种观测指标古人是没有的，因为古人没有检验指标、影像、病理手段，这是我们的使命。

我想传递给年轻人的是，肾脏病是一个系统性问题。我刚才讲了一半，就是肾脏病是下焦的病，不那么容易见效，不像脾胃一次用药就可以调整。上焦肺部还是属于上焦病，相对来讲，下焦真的很难治，但是我觉得，有的时候辨证辨对了，还是会有很不错的疗效的。包括水肿，吃一片西药利尿多简单，但是太多的患者静脉给药水肿都消不下来，有的时候加点中药，就动了，水肿就退了。但是有的时候呢，我们不够成熟，下一个患者来了又搞不定了，如果都搞得懂，那就太好了。

为什么要关注指标？要关注患者的生活习惯？因为疾病的影响因素实在是太多了。就诊时发现肌酐高了，我会问他很多问题，要知道他的哪些地方出问题，血压不稳了？尿酸升上去了？最近运动多了？还是吃多了？还是有其他原因？然后再考虑中药怎样介入，中医还是有很大的探索空间的。做中医很累的，最糟糕的是有时候还真的治不好，特别是对于住院的患者，有的住在西医病房的患者，他也不能全方位让我们来指挥，中西医结合还是有讲究的，这里面究竟什么问题也还没有成熟的答案，中医可探索的空间很大，需要做得很细，才有可重复的价值。而且我们这种认知比较无形，知识的东西，我觉得要很细致入微。

中医还是有它的优势，能调整体质，改善人的状态。这个理念不是我提出来的，是我听课的时候听到的，也是我们中医肾脏病学界的专家提出来的，我非常认同，为什么？因为我在临床上真的是这样做的，中医讲的"辨证"根本是什么？我觉得最后就是"阴阳"！阴多还是阳多，阴少还是阳少，没调整好，阴阳就乱了。阴阳就是主干，我读了这么多年中医，做了这么多年临床，现在是真的就回到阴阳。"阴阳"就是个主干，你要把主干调好了，疾病也有好转的希望。阴阳乱了，人就开始生病，为什么有的人得糖尿病，有的人得高血压，有的人得白血病，有的人得癌症……也可能跟基因的组合排列有关系，跟家庭遗传有关系。但从中医角度我个人觉得是阴阳的不协调。把阴阳给调整平衡了，阴阳失衡导致的病还是会有所动的，身体里的各种指标是会自动进行调整的。这是一个战略上的方针。

最后中药一定要注重副作用，很多中药有肝肾副作用，虽然说有的时候是看不见，但是不能不重视。所以我用药也比较保守，也很少用到太大剂量，也是要观察，年龄越大用药也就越谨慎。尤其对于肾脏病的患者，中药引起的肾损伤不容忽视。中药的使用要尽量按照我们中药的常规用量和常规用药时间来吃，除非个别敏感体质，副作用还是很少的。最后我觉得我的讲课也只是抛砖引玉，希望得到年轻人的批评，我也经常从学生、年轻人的讲话中得到很多领悟，思维也是互补的。

以上就是我今天推荐的 3 个病例，就是给大家介绍我临床的诊疗思路，谢谢大家！

高丽丽：谢谢严教授精彩的讲座！我们受益匪浅，学到了非常多的知识。那大家看看有没有什么问题，趁机可以问一问。

张凤玲：严教授您好，请问您第二个处方里面有加葛根 30g，是怎么考虑的呢？

严晓华：葛根还是很重要的，我是觉得它有升提的作用，然后又可以养阴。因为这些患者气血不足，也都有气阴虚、口干什么的，养阴药也很难上去，那葛根有升的作用，既可以升提，又可以养阴，药效还是挺好的，调整脾胃"升清降浊"功能的时候，葛根是调整升提的主力军。在肾衰竭里面，现在基本上我的处方都加上它。

张凤玲：谢谢严教授的解答。

关于乙型肝炎相关性肾小球肾炎的探讨

金一顺：各位同道，各位同学，大家下午好！我们一月一次的全国老中医药专家传承工作室的交流会议，今天按时举行。今天我们还是邀请到严晓华教授来分享在临床中的经验，还有中医的一些心得，我想严教授朴实的学术风格、扎实的临床基础大家都应该有所体会。那今天，我们继续请到严教授，分享中医临床诊疗思路。大家欢迎，那接下来就将话筒交给严教授！

严晓华：各位同道，各位同学，大家下午好！感谢高丽丽主任和金一顺主任主持的两个工作室的研讨学习，一个月一次。因为它是一个系列讲座，我就是按照系列讲座的思路来准备的，虽然每一次讲的都相对独立，但是临床思路的内容应该还是有贯穿性的，就是表达自己对于临床工作的一种思考。

今天跟大家分享一个病例讨论，这个病历讨论我在 2016 年的福建省肾脏病的会议上做过报告。那么现在 2023 年，过了 8 年，为什么又做这个病例讨论呢？因为这个患者持续在就诊，在后续的 8 年里面又有了很多诊疗情况的反馈，即使过了 8 年讨论也不"过时"，所以还是很有意义的。2016 年前做讨论的时候只是有一个初步的治疗结果。那么 8 年过去了，这个患者一直在我这边诊疗跟踪，也发现很多新的东西，也有很多疑点，在 8 年的诊疗中，又得到了很多证实，所以我今天很乐意又把它做一个病例讨论跟大家分享。这是第一个原因。第二个原因是我们中医处于现代医学的氛围中，如果我们只按照中医的阴阳五行来治病，这是不大现实的。那么，如何把中医的诊疗思想放到现代医学的这个范畴来进行诊疗，这也是值得探讨的。我们经常遇到各种病例，但是各种各样的病例都有各种各样的"个性"，没有能够很完整的，比如说很少能有个什么100例、200例的相同病例能够让我们很好汇报的大样本的病例。大样本的东西应该也是有，但是要做一些细致的过滤！那我主要想跟同道们讲一些中医的临床诊疗思路，讲一些个案，或许对于中医诊疗思路的探索和提高会更有意义，所以这个讲座我还是选择这个案例做一个病例分析。

这个病例是这样，我那天在看诊，接到一个电话，一个患者家属跟我说，小孩子得肾病好多年了，在西医那边治疗，一直效果不理想。那么肾脏病的西医大主任，他说再也不想上什么二线药了，看看中药能不能"帮一下忙"，患者的家属要求吃中药。因此，我们省一个肾科的大主任就把患者推荐给我。这是很不容易的事情，说明他们也是有一定的学术胸怀的。现在其实也面临着很多问题，有的西医主任经常说："哎呀，中药不能看病，中药有肝、肾毒性，中药引起高钾。"虽然中药有中药的优点，但中药确实有不完美的地方，有时候用药不小心也可能会产生问题。一个西医主任能够把一个患者介绍给一个中医主任，我觉得这是非常不容易的事情。然后我说那你就过来吧，大概过了一个小时，患者家属就到我诊室，患者自己没来，家属可能是想要先过来看一看吧。家属主诉说患者是一个16岁的学生，身高1.54m，体重42kg。家属是拿着化验单来的，临床诊断是肾病综合征，蛋白尿（+++），血白蛋白是降低的，诊断标准基本是符合的。然后家属说血压正常，月经正常，反复发病10年，用过激素甲泼尼龙片，已经停药多年（6岁就发病了）。做过肾穿刺，提示乙型肝炎相关性肾小球肾病，做过"抗乙肝"治疗，应用恩替卡韦没有效果，盐酸贝那普利片每天10mg，服用3个月，病情也没有缓解。因为我那天没有见到患者，所以舌脉没有办法获取。病理提示弥漫不典型系膜增生性肾小球肾炎局灶节段硬化，也有部分球性肾小球硬化，有轻微肾小管萎缩和间质纤维化。大家如果临床有做肾脏病的，会看病理的，看到这张病理报告就会觉得这个病还是比较复杂的，免疫复合物的沉积，在系膜区和血管区都有一些沉积。然后是临床生化检验报告单，生化示总蛋白44g/L，白蛋白26g/L，球蛋白

17.2g/L。所以它是比较标准的一个三高一低的情况。血肌酐倒是正常的。

说实在话，对于这样的患者，我也没有很完全的把握能够用中药来缓解。对于肾脏病的诊治，我已经做了几十年了，就想为患者努力一下，也为我们这个学科努力一下。尿蛋白（+++），血常规白细胞稍微高一点，中性粒细胞也稍微高一点，但是也没有看到明显的一个感染灶。就是一个比较典型的肾病综合征的情况。

我就跟患者的家属讲先把盐酸贝那普利片停了，但是患者家属说，那边的主任交代不能停，因为他们那边没有其他治疗，对于她这种蛋白尿症状，就是上了一个盐酸贝那普利片的治疗。然后"抗乙肝"的药是跟盐酸贝那普利片一起用的。我又问患者的血压怎么样？患者家属说患者的血压偏低。既然血压偏低，而且用了3个月一点效果都没有，为什么不停下来呢？如果找我看就先把这个盐酸贝那普利片停掉，因为如果患者血压太低，对整体的状态也是不好的。我就开了以下的药方：太子参、麦冬、黄芪、杜仲、车前子、赤芍、柴胡、白芍、甘草、牛膝、石韦、桃仁、枳壳。因为患者有一个乙型肝炎相关性肾小球肾炎的问题，所以我用了柴、芍、枳、甘调理肝气，这里面大部分还是健脾补肾、活血的，然后加上益气养阴的药，我原来给的是疏肝养肝、健脾补肾药，再加上活血的药一起。就这样，我说你让患者先吃一下，看什么情况。

第二次他就把孩子带来，我看了一下，她的双下肢是呈对称性的凹陷性的重度浮肿，大概浮肿到膝盖，肿得挺厉害的，而且有腹胀，晚上也睡得不好，大便正常，但是患者有个特点是舌非常暗，也很淡。然后苔薄脉细，月经正常，也没有痛经。血压才98/58mmHg，这还是在我让她停了盐酸贝那普利片的情况下。停了之后还是不高，偏低。然后她的浮肿是比较厉害的。6岁犯病，在当地医院就诊断为肾病综合征，当时乙肝病毒检测是阴性，但是最近变成了阳性。没有DNA滴度报告，她自己说滴度不高。这个肾穿刺病理诊断报告书里写的是符合乙型肝炎相关性肾小球肾炎，就是根据她乙肝病毒检测阳性。这个病理类型其实不是乙肝病毒所特有的，这里有一个（+）的免疫复合物沉积，乙型肝炎一般来说就是有这个沉积物，是乙肝表面抗原在肾小球的沉积，所以诊断为乙型肝炎相关性肾小球肾炎，但是"抗乙肝"治疗没有明显的疗效。

然后是既往服用药物史，6岁时每天服用28mg的甲泼尼龙片，病情缓解。14岁时病情复发，服用甲泼尼龙片每天32mg，近两年病情一直没有缓解，也就是从14岁以后一直病情就没有缓解，说明用激素是缓解不了的。2015年8月做的肾穿刺，诊断为乙型肝炎相关性肾小球肾炎。逐渐把激素给停了。2015年10月就开始上"抗乙肝"的药，到现在也用了3个多月，也没有见到任何缓解，来的时候肿得很厉害。

对于这样的一个患者，说实在的用中药究竟行不行，我们也不能"打保票"。家属觉得西医已经走投无路了，激素也上了，"抗乙肝"的药也上了，这么长时间了症状都没有缓解，所以很希望来看中医把病解决了。

2016年的1月28日，患者来就诊曾诊断为慢性肾脏病、肾病综合征，肾穿刺考虑为乙型肝炎相关性肾小球肾炎，"抗乙肝"药物用恩替卡韦每次1片，每天1次，就诊测得血压98/58mmHg，末次月经经期1月1日到1月7日，量正常。报告单（1月10日）示总蛋白44g/L，白蛋白26.8/L。舌暗淡，苔薄，脉细。然后处方就在原来的这个基础上加了这个猪苓、牡丹皮、益智仁、车前子等药。

她一般1个月来1次，上次是1月28日，这是第二次看诊，患者自己来的。看了她的症状，发现比较严重。这个是我第二次给她开的药，总的来说没有特别大的把握，所以就投石问路，把药开得比较平和，主要是益气养阴、健脾补肾药，加了这个桂枝、猪苓等利尿的药，因为她肿得比较厉害。

第三次来的时间是2月16日，1个月了，还吃着药。1个月以后她在自己那边做检查，舌淡，苔白，脉细。由于她有些感冒，所以生化没有去复查。整体症状好像跟原来差不多，所以我的药没有太大的改变，在原来的基础上加了一个活血的赤芍，因为我总觉得她舌质很暗，所以就考虑这个活血的问题，中医说"血不利则为水"，就想要给她活血一下。家属和患者都比较安静，可能治病的时间太长了，西医治疗了10年，也是这样症状反复，所以他们对这种情况没有感到意外。

然后下一次是3月10日，又过了1个月，又去复查。总蛋白42.9g/L，白蛋白23.1g/L，这个比原来的要更低了一点。胆固醇有高，但不是高得很多，总蛋白还更低了一点。然后，我就对这个高凝状态比较关注，就查了一下，也不是很高。舌质很暗，月经正常，血甘油三酯、胆固醇基本正常，就高一点点，但是这个总蛋白比原来的更降低了一点。我给她用的药方还是益气养血的，这个四物汤加黄芪，然后加杜仲、续断补肾，然后这边就给她用了一些茵陈、薏苡仁，这个有疏肝、清肝的作用，党参、白术、茯苓、赤小豆健脾、利水消肿。到这时候已经第四诊了，已经吃了3个月了，一次都是拿28天的药回去。

到了第五诊，那就是吃了4个月药了。然后总蛋白更低了，白蛋白也只有22.5g/L了，我渐渐有些没信心了，怎么办呢？主要是确实没有更好的办法了，激素也用了很长时间了，"抗乙肝"的药也上了，这些东西暂时没有很见效。辨证也暂时没有很见效，但是患者吃了之后说没有什么难受的地方，感觉气力还好一点，然后血纤维蛋白原也更高了一点5.12g/L，尿蛋白还是（+++）。已经吃了4个月了，从检验指标来看，没有太大的好转。

后来我想了一下，就把方改成：茵陈30g、佩兰10g、白茅根30g、山楂30g、麦芽30g、大青叶10g、黄芪45g、当归10g、党参30g、赤小豆30g、防己15g、白术15g、桃仁10g、王不留行15g、牛膝30g、杜仲15g、陈皮10g。

肾脏病一般治以健脾补肾、利水消肿，但是这个患者治疗了三四个月，一直没有动。针对这个乙型肝炎相关性肾小球肾炎的情况，我想是不是可以根据肝脏问题进行一些调理，所以我就用了茵陈、佩兰、山楂、麦芽、大青叶这类比较清肝、泻肝的药，在这个基础上，加上黄芪、党参、白术健脾，党参对中焦升清降浊起很重要的作用，黄芪加当归养血，肝以血为本，然后对高凝状态，用了桃仁加王不留行治疗，赤小豆和黄芪利尿，牛膝、杜仲健脾补肾。所以我除了健脾补肾、活血利水药就是加了泻肝的药。虽然也看不出明显的一个火气，但是我加了一些消导药，因为我觉得她血脂高，胆固醇也高，实浊很深，舌苔也比较厚，就还是加了一些消导、通利的药山楂、麦芽。

到了第六诊，她的浮肿好了一点，脚肿大概退了一半。我一直没有给她开利尿的药，她也不肯吃利尿的药，她说在西医那边都用过，但是没用。但是这次来她的浮肿好了一点，吃了 5 个月的药肿就退了一半。但是吃饭还是不怎么吃，睡觉也不太好，疲乏，手心发烫。我也是无意中发现她的手心非常烫，烫到什么程度呢，给她诊治的时候，碰到她的手心，就像底下有火烤上来一样。我感觉这是一种典型的阴虚，阴虚就是五心发热，她晚上睡不着觉，感觉很烦，这都可能是这方面造成的。我临床看了几十年，很少遇到手心这么烫的。

上一次用了泻肝的药，发现效果挺好。然后这次发现她的手心特别烫，就想这个问题要不要先给平衡了。因为中医是讲平衡的，所以我觉得从阴阳五行来讲，应该先给它平衡下去。然后我就想在这张方子的基础上加上鳖甲和龟甲，但是家属跟我讲不能吃，因为之前吃过鳖，吃了之后身上长了很多疹子。然后就不能用这两样东西，我就建议家属买点燕窝，因为燕窝跟白木耳都是很养阴的，既然阴虚厉害，手心发烫，那么用燕窝进行食疗，可以有很好的作用，所以我就推荐使用燕窝。又因为燕窝很贵，白木耳可以起到相似的作用，所以就建议白木耳炖枸杞隔天 1 次。白木耳炖枸杞，燕窝炖红枣，都有养阴的作用。家属表示愿意试一下，然后又拿了 28 天药回去。

第七诊的时候就是 6 月 20 日，总蛋白就升到了 50.5g/L，白蛋白 30g/L，球蛋白 20g/L，胆固醇还是高一点，其他情况都挺好。蛋白就升上来了，哇，我很高兴啊！我觉得就是一个平衡的问题给解决了。然后纤维蛋白原还是稍微高一点，我觉得她这个人有两个问题，一个就是虚火上炎的问题，一个就是血凝，舌质非常暗，年纪轻轻 16 岁女孩子舌质非常暗。浮肿又减退得很快，晚上还是睡得不够好，但是手心没那么烫了，手心的烫起码减了 2/3，剩下一点点热。

处方：茵陈 30g、白茅根 30g、山楂 30g、麦芽 30g、谷芽 30g、大青叶 10g、黄芪 45g、当归 10g、白术 15g、党参 30g、赤小豆 30g、牛膝 30g、菟丝子 15g、赤芍 15g、玉米须 30g、陈皮 10g。

上方既泻肝又健脾、补肾、利水。在这个基础之上又加上了多潘立酮片 50mg，每天 3 次。

然后又过了 1 个月，第八诊的时候，总蛋白就升到了 53g/L，白蛋白就升到 33g/L，就等于病情一路好转，终于被扭转过来了。那时候尿蛋白还是（+++），然后纤维蛋白原也下来一点 4.41g/L。第八诊的时候已经吃药 7 个月，浮肿完全消退，手心温度也很好，晚上也睡得很好。这个患者真的完全是中医讲的一个阴阳平衡的问题。但是舌质还是偏暗一点。然后还是这张方。龟甲和鳖甲一直不敢用。患者有一直坚持在吃白木耳和燕窝，隔天一次。

那后面这个第九诊的时候，总蛋白就一直往上升至 53g/L，白蛋白 34g/L，这就是我们中药对路了。然后这纤维蛋白原也下来了 3.82g/L，转氨酶什么都还好。白蛋白已经到了 59.8g/L。阴阳对路了后整个症状就消退了，然后指标也上来了。这时候给她查的乙肝病毒定量稍微高一点。

第十诊，总蛋白、白蛋白基本上没有变化。这张方基本上也是没有什么变化，白木耳和燕窝一直在吃。

第十一诊，总蛋白、白蛋白继续往上升，白蛋白基本上升到正常值，尿蛋白剩下少许，纤维蛋白原稍微还偏高一点，有波动。

第十二诊，血压 112/64mmHg。生化报告单，第 1 次来的时候，总蛋白 44g/L、白蛋白 26g/L、球蛋白 17g/L。第 2 次来的时候分别为 42g/L、23g/L、19g/L。第 3 次 39g/L、22g/L、17g/L。曾经有 3 个月时间是一路往下跌的。后来改方后，加上这个燕窝和白木耳，吃完以后指标真的是一路上升。这患者最后就完全缓解了。

然后需要讨论一点，我们现在治病，要尽自己的努力，赢得认可。治病需要能够改善指标，如果不能改善指标，硬说把病治好了，这就另当别论了。西医的出院医嘱就是不让随意用药尤其禁用中药、土方或偏方及各种有肾毒性药物。那这个西医大主任为什么会把这个患者推荐给我，因为以前我们经常合作做肾病的探讨。几十年来一直在研究中药治疗肾脏病，当然也有很多不成功的例子，但是他推荐给我的患者中，还是有不少治疗得很成功的。治疗成功之后，我会让患者去找各位主任汇报一下，去感谢他。让他们知道至少有一部分患者通过中医是可以缓解的。所以当他们西医治得没办法了，然后要吃中药的时候，他就会说："你去找严主任。"把患者治好了，去给一个反馈，然后赢得他们的一些认可。治不好的原因，分析下来可能有几点，有的患者对吃中药没耐心，喝了三五剂就不吃了，因为吃中药很不容易，需要煎药，还需要喝下去，还有一点就是见效可能没这么快，就像本案例中的患者，吃了3个月的药之后还是没有见效，之后调整了一下才慢慢见效。当然前3个月的治疗也不能说全错，因为有的治疗是需要垫底的，有了前面的辨证垫底，后面的效果才会体现出来。所以说医生跟患者都要共同有一种底气，要沉住气。那也有的患者可能我们真的是辨证不是很对，还不能够找到它的要点，所以说指标一直没有能够改善。对规律的探讨，还真的不是那么成熟，所以还真的需要再努力。

然后对于肾脏病的治疗，首先我是要有明确的诊断。我要看一张病理报告，因为病理报告能够指导你的中医辨证。例如这个患者，我也是根据她的病理报告，既然她是乙型肝炎相关性肾小球肾炎，除了肾脏问题，还有肝脏问题，那从补肾健脾的角度治疗不理想，那还真的要考虑一下对肝的疏导，疏肝如果还不够，还要泻肝。所以说病理报告对病理诊断有帮助，让我们的辨证有理有据。其中的一些病理变化、沉积物等都是我们活血通络的一些依据。作为一个医生要有好的常识，应该熟悉肾脏病的一个诊疗常规，熟读肾脏报告，哪怕作为一个中医医生，也应该有很好的西医肾脏病的诊疗基础常识。早些年我是西医技术用得多一点，后面慢慢过渡到中西医结合，现在大部分时候是在用中医，是在研究中医。如果不懂西医，不熟悉西医的套路方法，可能思路上就会局限很多。

其次是中医辨证，我觉得四诊合参的辨证论治是很重要的，需要胆大心细。这个患者舌质很暗，从中医角度来讲这个是瘀血啊，那现代医学的肾脏病正好也有讲到一种高凝状态，其实这个患者的症状也是符合高凝状态的，血不利则为水，它会引起水肿。然后这个手心非常烫的问题，这就是我要说的"独立于指标之外的治疗"，我前面跟大家讲过这句话，就是不再去想什么东西能降蛋白，什么东西能升血白蛋白。中医里面好像没这个招，只从中医的角度去讲阴阳平衡，火气大就要先养阴降火，先降完看看什么情况。所以对中医的四诊合参的辨证论治要大胆用药，但是也要心细。如果错过了五心烦热的这一块，可能我就不会想到去给她用白木耳和燕窝，用下去以后效果很明显，1个月下去蛋白逐渐就升上来，后面肿也退了。

现代医学跟中医学有一些相通之处，比如这个高凝状态和气滞血瘀。这个是思维和参，真正的中西医结合诊疗方案。采用西医的诊断和西医的疗效标准，然后中间用的是中医的辨证论治。辨证论治的诊疗，我们从中医里面来讲，一个就是这个高凝状态，即使有的时候检查没有提示这个方面，我们还是要有活血化瘀的一个考虑，因为患者有肿，从中医的角度讲"血不利则为水"。然后这个燕窝从物质上讲，是燕子的唾液，含有多肽类，白木耳中含有多糖类物质，从我们中医来讲，这是比较养肺、润肺的药，也具有提高免疫的作用。

这里就牵扯出我前面说的"五行辨证"，五行学说的五行辨证在这里是有应用的。患者是肾病，肾病是水的问题，实则泻其子，虚则补其母，因为有一个乙型肝炎相关性肾小球肾炎，肾是水，水生木，肾实所以泻肝，金生水，金为水之母，肾虚补的是金，补的是肺部。白木耳和燕窝更养肺。

肝有热要泻，补肾的时候，单纯补肾不能说没有效果，就是可能力度有限，毕竟前面已经补了很久了，效果也并不明显。所以在前面的基础之上增加了泻其子和补其母这个五行生克制化辨证思路，然后再结合着健脾补肾。所以我觉得这是一个比较成功的案例，五行金木水火土的平衡调节得比较好，"实则泻其子，虚则补其母"的这种阴阳平衡的观点在临床中得到了很好的展示。

然后有时候在想，这个患者6岁的时候是不是得乙型肝炎？也没有化验单，也没有肾穿刺活检，也无从考证。因为肾脏本是一个排泄器官，会有一些免疫复合沉积物质，这些沉积物不一定致病，肾脏里有沉积物，到底有没有致病，这个不好说。对于乙型肝炎相关性肾小球肾炎的诊断，只要患有乙型肝炎且肾脏有沉积物，那就是乙型肝炎相关的肾炎，那么这个沉积物到底有没有致病，也没有客观的一个证据，这也是学术界遗留的一个问题，这几年好像还没有看到新的结论。这个是关于乙型肝炎相关性肾小球肾炎的思考。乙型肝炎相关性肾小球肾炎可以有很多病理类型，诊断没有完全统一，如果单用"抗乙肝"治疗病情能够缓解，可能是与乙型肝炎相关。如果用了"抗乙肝"治疗病情也不能缓解，可能就是个慢性肾炎合并乙肝病毒感染。这个孩子可能是慢性肾炎合并乙肝病毒感染，所以用了"抗乙肝"的药没有效果。后面加了中药之后下来了。

"抗乙肝"药物能否独立起效？这也是要持续追踪的。我们要对自己要求严格一点，不能看见问题不去追踪，我只能够继续随访。那个孩子才16岁，一边读高一，一边吃我的中药，我跟家长说孩子要不要休息，家长告诉我，孩子看病都看怕了，不想休学，因为休学在家里特别痛苦，精神上非常郁闷。她坚持去上课，上课思想能分散一下。这样她一边吃我中药，一边去上课，高一、高二、高三，前面大概治疗了十几次，完全缓解了，没敢停药，到高三她去高考也是吃药去高考的，后来考上了厦门大学，读新闻系，我也很替她高兴啊！后来就想停药，但是发现燕窝一星期只要少吃几次，蛋白就出现阳性，所以还不能停。这些药的作用在这个患者身上十分明显，多吃几次，蛋白就好一点，我说那改成一星期吃 7 次，这是非常典型的。没办法，她的父母亲为了这个女儿就去厦门租了一个房子，母亲应该是没有工作的，父亲应该是自由职业，在厦门熬药给她吃，然后，每一两个月就拿旅行箱来开药，大学四年每个月就拖着一个行李箱到我这里来开药。大学整整四年时间就是这样子，靠中药过来的。这个期间，"抗乙肝"的药始终没有停，非常明显中药也不能停。我给患者的药一般是一周 7 天，吃 5 天停 2 天。后来我让她试试一周吃 3 天，尿蛋白马上就（++）或是（+++）。后来我说这不行，还是改回一天一剂。所以这个患者呢，很明显中药去不掉，不是说单纯的"抗乙肝"药就能够缓解症状。所以我就觉得，这个患者的治疗绝对是靠中药，你看单单吃"抗乙肝"的药，搞不定它的。当时没有对照组，如果人家问一句，"我不用中药行不行，你这不是写的'抗乙肝'治疗吗？我认为'抗乙肝'的药就够了。"我也不知道怎么回答，我也思考了，我的中药是不是白用了？后来通过一系列追踪，发现中药是有效果的，不是白用。

那个小姑娘已经大学毕业，在这边找了个工作，她不是本地人，毕业后在福州附近找工作，说是要跟着严医生治病，在福州鼓楼附近找了一个公务员的工作，体检的时候特别担心自己通不过，害怕尿常规出现问题，我说你就是要一周 7 天，天天吃药，她状态好的时候一周吃 5 包药就可以，然后现在已经工作应该两年了，医保也有了。现在就是用中药一直维持着，状态非常好，现在慢慢开始给她减药，减到燕窝一星期吃一次，白木耳一星期吃一次，还是要进行虚则补其母的治疗。但是后面有点改了中药，疏肝的药物有所减少，因为泻到一定程度，最后还是要回到健脾补肾上面来。

如果有兴趣的话，你可以原原本本去查这个案例，这个病案是非常完整的病案，已经 8 年了，而且很典型，中药一吃少蛋白就出来，所以说她是完全靠中药来治疗，也给了我们一个信心，就是中药不是完全不能纠正指标。但是用中药不是说去降蛋白，或去升血蛋白，不是这样的，而是去平衡它的阴阳，怎样达到木火土金水生克制化循环的平衡，恢复正常的循环，找到一个平衡点。这是一个很好的案例，有兴趣的话可以调出来，作一个对照组。

有时候治病也需要信念，对于患者和医生来说都是一种信念。在一段时间没有效果之后，还跟着你一段时间，这也是一种信念。我们行医的，要好好替患者思考、解决问题，尽力帮助患者也是一种信念。当然西医大主任推荐过来的患者，一般来说患者的信任度会高一点，这是有相关性的。有的患者过来随便聊两句就走也是有的。所以要提高自己在临床的知名度，也是有意义的，把疗效跟西医主任反馈让他认可。当然他到了这种境界不否认中医，也是很难得的事情。有的人或有的地方还是有类似于商业性的、垄断性的、竞争性的东西，对中医也不是那么友好，中医所拥有的空间是很有限的。

那么对于这个案例，五行生克制化辨证是一个很重要的概念，就是实则泻其子、虚则补其母。当时没有对照组，只能自己和自己对照。停了中药之后尿蛋白不正常，但是乙肝病毒滴度好像是正常的，所以我觉得更像是慢性肾炎合并乙肝病毒感染。现在这个药不能停，那就让患者继续吃着。慢性肾炎目前没有什么特别好的治疗办法，我最早是做西医，觉得激素效果有限，后来觉得有时候要激素加点中药才会比较有效。最近慢慢有一些很好的案例，就是我没给患者使用激素，用中药治疗，效果还真的不错。我觉得有时候是自己的辨证还不够到位，但是辨证要抓到位，也是很难的，因为它很无形，很抽象。中医的辨证非常无形，来自我们对患者很细致的一些临床分析，而且是四诊八纲的一些分析，要很用心，所以我觉得我看临床、看门诊是很累的。一个患者，我要看他的检验指标，要看他的病，还要望闻问切，还要考虑阴阳五行脏腑什么的，所以我觉得要考虑的东西很多，很累！但是如果能够把患者调整过来，又觉得很有成就感。像这个患者，"护送"她把高中读完了，高考考上大学，厦门大学读完了现在就在福州工作，每个月还会来，最近状态稳定一点，最近中药一周可能会减到3或4包，而且主要是燕窝跟白木耳，以前也减过燕窝跟白木耳但减不下来，燕窝跟白木耳现在减到一星期各一次。

像这种患者中药也只能慢慢减，然后，大部分情况下没有什么症状的时候我们可以不用太多的改方，病情变化的时候还是要做个调整，纯粹就是一个用中药"拿下来"的情况比较少。她自己停过，停了蛋白就出来，她就不敢停。我们中药真的都不能够撼动规律性的东西？是可以的！我们还是有很大的研究空间。

西医还有着一个强大的优势，用药方便，如果两片药就能治好，还要辛苦去熬药干什么，这也是我们工作的一个难点。如果一天能给你 20 个患者，甚至不要 20 个，就一天有 5 个患者都是乙型肝炎的，那你就会有很多这样的案例，但是现在客观环境不一定会有这么好的机会，因为到处都是医院，到处都可以看病，那么西药它确实有很大的优势。还有一个，就是患者有时候也是会有一点焦虑，这个案例中的父母，可以为孩子熬药，全心照顾孩子，但如果生病的是一个大人，他既要上班又要管孩子，还要进行中药治疗，不一定能够坚持下去。在我这边的患者还是有很多能够坚持下去，在西药治疗不理想的情况下，来我这里进行中药的持续治疗，大部分还是能够取得较好的效果的。以上就是我的肾脏病诊疗思路的案例。然后这个 PPT 上有一本书《遥远的东方有个协和》，恰好是当时在北京搞一个北京协和医院跟我们福建省立医院的共建项目的会议时看到的。从 1921 年传教士把现代医学传到我们中国，不过是 100 多年，但是西医现在已经遍布全国，100 年的时间几乎让我们几千年的《黄帝内经》成为过往。不可否认西医确实是比较强势的，也处于主导地位，对于重症、诊疗这些确实特别严谨，数据化的东西方法也简单，还具有可推广性。例如我做的这个案例，大家听了可能会有一点收获，有的人根本不知道讲的是什么东西，因为做临床不做到一定分上，不一定能听得懂，而且听了之后还要回去实践。你可能说这不就是些党参啊，黄芪啊之类的东西，说这么多。但是如果说量子力学，量子纠缠谁也看不见，却依然有物理学家在研究，所以中医研究这个东西，你说有就有，说没有就没有。后来我做老师也感悟到，不要那么急切地去传承一些什么，一个是看不到会说你乱讲，还有用了没有效果会说你乱讲。中医的传承不像现代医学很直观、很客观，给你一个数据，告诉你就去用吧。所以西医的内容学得快用得也快，不像中医，要揣摩好久。我们不能不考虑，我们中医是不是真的只能够停留在这种病例的成就呢？我觉得一代人的时间很短啊，你看我们在临床三四十年刚刚有所悟的时候就可以退休了。我已经退休了，现在只是说在为医学做一些纯粹的事情，要不然就是退休不干了，去旅游了。中医应该是一代人接着一代人地传承，能够一代人比一代人有所超越，让知识的规律性能够得以展示，这样才能够把这门医学传承下去。

刚才那个病就是阴阳失衡，就是木火水金土的一个失衡，你把它调好了病就好了。中医治疗所有的病，都是药房里那些药，没有说这味药只能降糖，那味药只能降压。现代医学治疗的靶点很明确，而中医比较笼统。所以说，我们是比他们来得优越，但是我们确实很不好传承，很不好感悟，包括读一些中医书，也经常看不懂，哪怕你能背得滚瓜烂熟，只要你没有在临床上给用活了、用对了，你背再多都没用，所以要悟！很多优秀的人可能都改学其他专业去了，我觉得我们学中医的很多人不够优秀，像我就不够优秀，脑子就笨，很多时候转不过弯来，悟性低，所以大家就是要多思考、多感悟，有时候学了看了什么地方让你顿悟，就要一代一代传承下去。

然后，我觉得作为中医，我们一定要客观去评价是否有效，不要自己骗自己，真的不要自己骗自己！要客观去总结中医的疗效，就要懂得一个统一的疗效标准，你对肾脏病这一门学科要有比较深刻的认识，要从事过这一行业，你要把自己的这种知识结构建立起来，这样才能够评价，如果不知道就很难评价，然后要知道病跟病的区别、病跟病的关联。临床中要直接面对疾病，要敢于挑战，没效就是没效，说不清楚就是说不清楚，所以要在真正的意义上振兴中医，我觉得头脑要清醒，不要自己骗自己。你要很清楚地知道现代医学发展到了什么程度，诊断到什么程度，治疗到什么程度，弱点在哪里，什么情况下不能治好了，中医要从哪里介入，会有什么样的效果,不要稀里糊涂。疾病的诊断都有其客观标准和疗效判定标准,包括一些病理诊断,甚至是基因诊断,都要尽可能地结合进来。我觉得作为医生,每个人都要面对挑战,包括挑战医学,包括挑战自己,也要敢于怀疑。我觉得只有这样子才能对医学保持兴趣,对医疗也保持一种信心。

最后回到患者,他的指标回到一个正常的数值,症状也缓解了,那这个病才算治好了。我们临床上确实是很难去找那种一模一样的对照组,像乙型肝炎相关性肾小球肾炎不同的患者可能有不同的表现,但我们可以去追寻那些共性的东西。我觉得振兴中医其实真的"路漫漫其修远兮",需要一代又一代人去努力。怎么把中医的精华的部分跟现代医学优秀的东西结合起来,让这门医学焕发出光彩,这个是我对现代医学和中医学临床用药的一种思考。

我今天就讲这些吧,谢谢大家!

金一顺:非常感谢严教授分享了这么一个病例,也分享了自己的思考。我也曾经整理过这个病案,再次听完以后,我觉得之前我对这个病案体会得还是太浅,远远没有整理到严教授这个程度。我想从严教授的分享中,大家应该都可以感受到严教授缜密的临床诊疗思路和严谨的治学态度,我想大家除了学习了这个病例和这个病例的诊疗思路以外,更应该传承的是这种治学的精神,这也是我们传承工作室存在的意义。

这个病例看似朴实无华,病例中的变化不离阴阳五行脏腑这些基础的辨证方法,也离不开用阴阳的理念调整用药的整体思路,五行生克制化的思想是这个病案体现出来的主要核心思想,最终指导脏腑阴阳变化的调整,再回归到临床指标的变化,改善了病情。其中用白木耳、燕窝的这些食料的方法,也让我想起来功夫的最高境界,飞花落叶都是武器,也让我们深刻理解到这些方法和思路正确,看到药物的阴阳和人体的阴阳平衡,关注到五行生克制化,亢害承制的灵活运用,这些是临床取得疗效的基础。

工作室的交流本身就是学术的碰撞。大家今天听一听严教授的临床辨证思路,也是工作室交流的初衷,让大家从经典理论和临床实践中产生碰撞，让大家有所感悟。

最后，严教授也具有协和医院的精神，她的胆大心细和严谨的治学态度也是我们中医人向西医学习的一个精神，也是严教授对我们后辈的希望。传承中医的技术的同时，也传承这种严谨的治学态度。再次感谢严教授的精彩案例的分享！传递了中医的思想。也谢谢各位同学的参与，谢谢大家！

第四节　读《本草纲目》有感（一）

严晓华：像中医中药方剂这种内科学经典，内经、伤寒、温病学等，大家都有很多的渠道进行学习，像张喜奎教授做《伤寒论》的讲座，我觉得也能够把《伤寒论》讲得很生动、很透彻，增加大家的了解。大家分享的内容可能不一样，本身学习的侧重点也不一样。就我而言，我就想通过学习活动，跟大家对中医的一些经典做一些共同的探讨，因为我不是某一个专科的学者，也不是在某一方面特别有研究的一个学者。接下来我想要花几个讲座的时间，跟大家分享最近翻阅《本草纲目》的体会，为什么要分享《本草纲目》呢？《本草纲目》大家都知道，小学生都知道，这本书是李时珍写的，大家一提中医呢，就知道李时珍写过一本《本草纲目》，它成了中医的某种代名词。而且它更加通俗，比《伤寒论》《黄帝内经》要更加通俗。那到底《本草纲目》是什么？它的贡献和意义又有哪些？每个人肯定是见仁见智。

有一天晚上很晚了，大概快12点了，我们医院西医的一个专家主任，突然间给我发了一张图片，他问我那个《本草纲目》中真的有这么说吗？我看了一下，图片上写着："猪，吃不择食，卧不择埠，目不视天，行如病夫，其性淫，近者相奸，其肉寒，其形丑陋，一切动物莫劣于此，人若食之恐染其性。"我本能地感觉是不可能的，李时珍怎么可能这样写？因为我觉得他这有点污蔑猪吧，根据我们现在吃猪肉的经验，这就是在污蔑猪。与其说是污蔑猪，更是在污蔑中医嘛，看到的人可能会说《本草纲目》胡说八道，你中医也胡说八道，给我这种感觉。但那个西医大主任说，刚开始他也不相信是真的，但是一从百度上查还真的是这么写的。你们现在拿起手机来输入这几个字，搜索出来的还真是出自《本草纲目》。那天半夜三更我也搜索了一下，百度上真的有好几百条相关消息，弄得我也很无语。

我们在综合性医院，平时会受到各方面的大大小小或深或浅的各种支持，同时也会感受到一些人对中医的不一样的态度。我当时就查，但我当时手边只有《神农本草经》没有《本草纲目》，后来我马上就上网购买了一套。我原来那个《本草纲目》也是一大本，然后现在我查了一下好像出来新版本，我就又买了一本全本插图的。这个版本的《本草纲目》总共有5册，蛮厚的，我终于查到。

《神农本草》那里头没有讲到猪，但《本草纲目》确实有谈到猪。当然肯定没有这个图片上的原文，但是它确实有谈到猪。那我就带着一种情绪，也想着证实一下，开始翻阅这本书。第五十卷"兽部"确实谈到了猪，然后我看了一下，书中把猪称为"豕"，没有图片上那样的描述。《本草纲目》里面提到"猪"的很多品种。那么大家如果感兴趣可以自己翻开来看一下。

第一个提到"猪脑"。猪脑，气味甘，寒，有毒。时珍引《礼记》云："食豚去脑，孙真人食忌云，猪脑损男子阳道，临房不能行事，酒后尤不可食。"《延寿书》云："今人以盐酒食猪脑，是自引贼也。"

可见，猪脑在李时珍那个时代，可能不是什么太好的东西。我特别佩服李时珍的这种态度，第一，他读书很下功夫，除了历史的，还有文学的，还有医书等，做了很深的研究，具有一种综合能力，在《本草纲目》里面引用了各家的东西，我读书的时候发现确实是引注的原著，比如《礼记》这样；第二，他实事求是，对别人的引用就会标明出来，我写的就是我写的，我抄的就是我抄的。

但是，我们现在对于"猪"的饮食可谓是十分丰富的，有些人还用"猪脑"下火锅，那我们吃的时候是不是要注意？我现在就是说先了解一下，看看究竟是一种认知的偏差还是说有点东西我们还没有认识到。现在就是把有代表性的跟大家谈一点，目的是让大家能够感兴趣，《本草纲目》记载很详细，我没有办法全部都搬上来讲，大家亲自去读的话，一定会收获更大。

今天跟大家科普，一个是跟大家分享，还有就是巩固自己的学识。我看到"猪心""猪脑"这些就有很多疑问，于是我就翻翻书，几天时间就看完了，因为心中有一个疑问，想为什么会这样，就把一本书给翻完了。

我们今天谈的是这套书的第五册，第五册的"序"。中医认为"以形补形"，这是中医的理论。很多头痛的人都喜欢吃猪脑，"天麻炖猪脑"，有点像民间的单方药方。这不是我乱讲的，但老百姓真这么想。不知道是天麻的效果还是猪脑的效果，还是都有点效果。《本草纲目》是这样记录的吗？我一看《本草纲目》，里面对猪没有太好的疗效的描述，所以我又往下探讨问题。

你看猪脑，甘，寒，有毒是吧，但是后面有一个主治"风眩脑鸣"，天麻炖猪脑的道理，我估计也是由这里出来。其他还有记载主治冻疮，没有流传下来，不知道是什么原因。但是老百姓的"天麻炖猪脑"流传下来，在"以形补形"方面说可能有一定的道理。但是猪脑的"食用禁忌"为什么没有流传下来，这是一个问题。中医认为肾主生殖嘛，经常有一些患男性病的患者来就诊，临床的时候还要多问一个问题，平常有没有吃猪脑的习惯？书里面写道，"猪脑损男子阳道，临房不能行事"。大家如果有遇到这种患者，可以顺便问一问饮食习惯，也许有的人有这种习惯。

后面讲到猪血，气味咸、平、无毒，时珍曰服地黄、何首乌诸补药，不能跟黄豆一起吃，滞气，我们吃火锅也很爱吃血的，它有生血的作用，这可能就是我们现在讲的含铁剂。然后讲到了猪心、猪肝。猪心，主生血。猪心：气味甘、咸、平、无毒，虽然提到能治"惊邪虚悸"等，但是强调多食耗心气，所以并不是吃得越多越好，没事也没必要吃。猪肝：气味苦、温、无毒，虽然讲到可治"小儿惊痫"（中医讲惊病属肝），但是强调只做药引。强调饵药，人不可食之。更没有民间说的"猪肝大补"。《本草纲目》对猪心、猪肝都提到了"俱不可多食"。老百姓现在可喜欢吃猪肝了，都觉得要用猪肝补一补，身体比较虚弱了，就去买猪肝吃，但是按照《本草纲目》中的记载，好像猪肝也不是太好的东西。但是实际怎么样，也不好说。中医有"补肝明目",我感觉也算是以形补形。然后说猪脾。很少听说有吃这个的。猪脾:气味涩、平,无毒。大家吃猪肝、猪心、猪血、猪肾,但是很少有人说吃猪脾。然后猪肺,气味甘、微寒,无毒,可以治疗咳嗽。猪肾,气味咸、冷,无毒,讲到了"久食伤肾",虽然说"以形补形",但是李时珍这样记载,很难理解。《本草纲目》中关于猪,讲实在话,从头到尾好像也没说多少太好的话。我们现在是认为多吃猪肉嘌呤太高,但是古人都劝大家不要多吃。

猪肉,气味酸,冷,无毒。凡猪肉:苦,微寒,有小毒。江猪肉:酸,平,有小毒。豚肉:辛,平,有小毒。思邈说,凡猪肉久食,令人少子少精,发宿病。豚肉久食,令人遍体筋肉碎痛乏气。

这些描述好像都不是太好。所以说它这些内容到底还有没有意义,现在不是太清楚!大家饮食应节制为好。这些就是李时珍《本草纲目》对于猪提到的一些内容。回顾前面的内容,好像是对猪有一些"丑化",但是可能还是有一些道理在里面。

还讲到猪皮,气味甘、寒,无毒。李时珍很客观,写到这条文是引自张仲景的。李时珍认为猪皮治"少阴下痢,咽痛"。我用过猪肤汤治疗患者,就是猪皮500g,水一斗足2500g,然后白蜜调一下,可以放点粉干进去同煮。我有一个患者是老师,讲课咽痛,我就给他开了。

李时珍做学问非常细致,客观,一只猪能够记得这么细。

有一次我跟他们学西医的人讨论猪肉的问题,也谈了类似的问题。西医有专家就问,烧伤外科,以前经常用新鲜的小猪皮作为大面积烧伤创面的暂时性的覆盖,但是现在很多用人工皮的替代品。所以说人和猪的基因应该是相似的。你看心脏移植,除了人工的心脏移植,还有选猪心做心脏移植,是吧?大家都知道猪心移植,虽然说没有最后成功,但也存活了几天,还有猪肾移植也存活了几天。现在的基因研究认为,你一直吃一种食品,在基因上是会有一点互相影响的。有一个朋友后来在知乎的群里面给我摘了11篇就关于饮食与人的相关性的一种研究。

　　然后还有猪的脂膏，能悦"皮肤，作手膏，不皲裂"（引自陶弘景）。大家现在都是用护肤霜了。我小的时候就是什么都没有。嘴唇如果裂了，大人都说护肤霜是化学的，不好用，就是用猪油涂，真的第二天就好了。就跟那个雪花膏一样的，就抠一点，在嘴唇里面抹一下，第二天保证就好，确实有作用。

　　前面就是我抽取的一些《本草纲目》里关于猪的一些记载的有意思的一些话题，不知道能不能引起大家的兴趣和思考。

　　猪说完了就说狗。

　　第一句话就是"蝇营狗苟"，这个词也不太好，比喻为了追逐名利，不择手段。我想，很多人都喜欢狗，怎么用一个这么不好的词来形容它。《本草纲目》中把狗分成好几种，认为狗是在"畜"的话是属木，猪是属水。然后肉呢，是以黄犬为善，黄狗就是土狗，黄狗的肉最好，黑狗跟白狗次之，气味是咸、酸、温，无毒。但前面说猪肉是有毒的。李时珍认为是可以吃狗肉的，有补胃气，壮阳道的作用，现在的人应该基本上还是这么认为吧。从我们现在角度讲就是狗肉有温补的作用。还能补胃气，壮阳道，暖腰膝，益利气力，以及补五劳七伤，益阳事，补血脉，厚肠胃，实下焦，填精髓。猪一般先放血才杀，狗一般直接杀，这感觉很残忍。黄狗的肉是大补虚，农村经常打狗来吃。

　　狗脑主治头风痹，鼻中息肉，下部䘌疮。这里有最原始的一种"疫苗"的理念，就是被疯狗咬了以后，就把这只狗狗脑给它敲碎了，然后涂在伤口上。这是中医最远古的类似疫苗的一个记载，原话出自《肘后备急方》。

　　狗胆，《本草纲目》认为有一定的消炎作用。现在可能是不用了，也无从考证。

　　狗奶，主治十年青盲，还有脱发。但是说要用白犬的，这有什么不同？我之前问过眼科医生，他说："有道理，新生儿泪道堵塞，民间有用母乳点眼。"应该也不是说完全没道理。现在可能有更进一步的发展了吧！大概是这样。

狗涎，说脱肛，狗涎抹之。看起来是非常不着边的东西，不等于就不对。没准有一天有人就研究出来什么了。青蒿素也是深入研究下去，才提炼出来的。一个是要悟性，二是要坚持研究下去。

接下来是羊。气味苦，甘，大热，无毒。

羊乳，气味甘、温、无毒。《本草纲目》对于羊肉的评价很高，认为可以疗虚劳宜精气，补肺气，补肾气，补小肠气。羊肉是个温补的好东西。

羊脑，气味有毒。所以建议慎吃羊脑，特别是男同胞。《本草纲目》对于羊脑的"评价"也不好。

羊总体是温补，调理各种虚寒体质，对临床还是有一定意义的。《本草纲目》也记载了当归生姜羊肉汤，它是温补的一个上品啊，我们家就经常吃当归生姜羊肉汤。人参补气，羊肉补形。对于体质比较虚寒的人有温补的作用，但是对火气大的还是要慎重一点。中医有个名言叫"夏季养阳，冬季养阴"。民间有一个谚语，就是"小暑吃荔枝，大暑吃羊肉"。确实对身体很好，荔枝、羊肉也很好吃。

典籍里还有一些关于治疗脱发、脚气的描述，感兴趣的可以去研究一下。很难验证，很难考证。认真看，就会给你很多新的思路。

牛，牛是在古代是种庄稼的，所以不能多杀。病死的牛呢，又有毒也不可以多吃。

黄牛肉，气味甘、温，无毒。生病的牛，不能吃。

牛肝不像猪肝那么普遍，更多人吃牛百叶，《本草纲目》认为牛肝不能吃啊。

牛奶，《本草纲目》认为是很好的。

牛脑，我特别关心牛脑，气味甘、温，微毒。我看也是不主张吃的。

牛心，可以补心。

牛脾，可以补脾。

牛肺，可以补肺。

对于动物的脑，我看还是不要随便吃的好。脑没有说特别不好，但也是有微毒，也没有什么需要一定要吃脑的。

牛肉，能安中益气，养脾胃。外国人不吃人参、黄芪，但吃牛肉，人真的是很壮。现在人多吃牛肉、羊肉，牛肉含锌比较多，小孩子多吃牛肉容易长个子。我认为也应该适度吧。

然后《本草纲目》还讲到人。在第五十二卷。

人也写得非常细致，从头发开始。

乳汁，奶汁，又叫仙人酒。

大便，很不可思议，粪清，我们现在将健康人的粪便移植到患者肠道中治疗肠道疾病，其实也有它的影子。在没有出现粪便移植前，大家肯定对典籍里记载的粪清只是持批判的态度。之前有一个西医就对我说，中医最不美，你看大便都能做药。我说，这不是简单地将大便作为药用，而是有经过炮制的，虽然我们现在不会去这样炮制，也不敢用，但是人家古代有这样记载。总是有他的道理吧。书里说，把粪便"埋土中一年取出，清落泉水，全无晦气"。我现在看这些书，也跟看小说一样的，知识的快乐。

《本草纲目》的东西都是过时了吗？我想不是的。《本草纲目》是一个百科全书，对现代的中医药学的发展有很深的意义。

我看了一下李时珍的文章，他做学问真的很认真，他没有乱写，他摘录了很多中医理论，还有中药的东西。大家有兴趣的，可以自己再去翻，里面有很多很细碎的东西，如果有一双智慧的眼睛就可以把它挖出来，再研究一下。那个书，要很精细地读，但是学中医的人，这本书是推荐要读的。

我今天就跟大家分享这些内容，下次我再跟大家分享本草的东西。我想大家有机会就翻一翻、读一读，如果有感兴趣的可以进行更多的更细的阅读。希望能够发现更好的内容。谢谢大家！

金一顺：好，非常感谢严老师的讲座！先从日常生活中最常见的一些食物去思考我们中医的理论体系。然后讲到动物的脑子，大家还是要少吃。我以前听一个老中医也是这么讲的，他说："动物的脑髓都是最精华的部分，之所以不建议吃呢，是因为它太精华了。"消化吸收精华，也需要人体很多的阳气，如果说人体阳气不够的话，肯定会损伤男性的阳气。就像广告说"劲酒虽好，可不要贪杯哟"！因为是系列的讲座。所以说我们期待严教授下一次精彩的分享！感谢大家的参与！今天课就到这里，谢谢大家！谢谢严教授！

严晓华：谢谢。你刚才解释的那句话也是很有道理的，"精"为最精髓的部分，但是你要消化它，也是要集一身的精血的，所以也是要耗阳气的。所以不要随便吃脑，人家做药不得不吃。

金一顺：严老师以前不是说用药是阴阳嘛，其实吃饭也是阴阳，太阴寒的东西吃多了，就伤阳。虽然它是精华，也是一样，补多了，也伤阴。

严晓华：这话是有道理的，你这拓展得很好，也希望大家能带给我更多的收获，谢谢！

金一顺：好，谢谢严教授，我们再见！

第五节　读《本草纲目》有感（二）

高丽丽： 大家好，我们在进行严晓华教授和张喜奎老师的全国名老中医药专家传承工作室的学术交流，我们的学术交流已经办好几期了。今天，我们依然延续之前的话题。有请严教授来给我们分享这一期的学术交流，接下来的时间交给严教授。

严晓华： 谢谢高丽丽主任的介绍，谢谢高丽丽和金一顺两位工作室主任的组织安排，也很感谢同学们在百忙中抽时间来参加学习。

我觉得我虽然做中医做了一辈子，也学了一辈子，但知识真的也是很有限的，而且，越学越觉得有很多知识盲区，所以说还要继续学习。我觉得人的学习是分阶段的，就中医专业来讲，第一个阶段我感觉是在做学生阶段，特别是大学生阶段。这个阶段背是最重要的，所有的概念要背，比如，中医特有的概念，中医专有名词，中药分几类，各类的作用，还有方剂等，特别是方剂，因为它有组方原则，背得越多越好。所以在学习的初级阶段，背是最重要的，当然是理解性的背能够记忆得比较深！我不知道现在的同学背不背，我觉得有的同学背了很多，有的同学是不怎么背，背功我觉得至少让你受益终身，因为等到人老了或者工作稍微多一点的时候，精神思想虽然丰富了，但是很难再记住一些东西，所以"童子功""背"是很重要的。

第二个阶段的学习，就是更喜欢一种立竿见影，学会就能用的东西的学习。其实立竿见影的东西人一辈子都喜欢，但是年轻人更喜欢这些。比如说一张方拿来用，马上就能治好，一张方拿来，马上就能知道怎么用。但我们中医最大的一个问题就"无形"。年轻人背是背了，吐也吐了。什么叫"吐"呢？考试的时候你拼命把你背的内容往外"吐"。可能100分也拿了，但是怎么用呢？这又是另外一个话题。现代医学有各种指标，有很多指南告诉你指标要达到多少，药要怎么用。但中医相对来讲就很无形，比如说症状是这样，那么怎么辨证论治？我背的是这样子，但是用下去有的时候却不是那么立竿见影，这里面还有各家学说的温病、伤寒等不同流派，很多经典，如《黄帝内经》。像经典再教育，讲的很多就是温病、伤寒和《黄帝内经》。《黄帝内经》其实是很经典的一部书，其中有汗、吐、下、泻，气有余便是火等，有很多的理论。其实每一句话，如果能够领会且用得透，就能够治疗一类的病。我是这样子体会的。比如说阳化气、阴成形，你真正理解这句话在病机中的作用，然后在用药上辨证，那么就能适应一类患者的病，治疗好这类患者。为什么很多地域性的人或者流派，比较擅长治疗某一类的病，那就是因为他对某一类的问题、某一个病机理解比较深，他就能够活用，应一类患者的一个病机。不管他临床上所表现的对应现代医学讲的什么病。其实现代医学讲的病是另外一种分类，我认为回到中医来讲就是一个阴阳失调，这是在第二个阶段学习的核心思路。

我现在是在第三阶段。为什么叫第三阶段，因为我也退休了，然后也经历了几十年的临床的一个探索和追求。然后我现在呢，也再次读像《伤寒论》，温病类著作、和《黄帝内经》，还有各家学说等，我觉得我还有很多东西要学。伤寒呢，也没有张喜奎老师读得那么深，所以我还是要继续学习。那除了这些学习，我还做一些中医基础的东西。像上次因为半夜三更接了一个问题，思考了很多。上次为什么讲到《本草纲目》，就是说猪肉的问题。说我们《本草纲目》写了些什么，有的人有用这些内容诬蔑《本草纲目》的嫌疑，诬蔑《本草纲目》就是污蔑中医，就是污蔑我们这些学中医的人。我考虑了一下，中医是什么？大家慢慢地做了医生以后都会有自己的答案。《本草纲目》，讲实在话，我从小就知道这本书，李时珍写的《本草纲目》，有时候翻一翻，看一看，就没有特别的想法，我至少我自己没有特别去关注。然后在经典学习当中要读的一些书里也没有详细学过《本草纲目》，中医的四大经典里面就没有提到《本草纲目》。

翻看《本草纲目》我觉得它属于学习第三阶段，它是相对比较泛泛而谈的。就像建筑是需要有地基的，地基的面积打得越深，楼才会建得越高。还有我在读这本书的时候，发现，很多事情，如果你能去认真想象和思考，就会带给你很多的领悟。《本草纲目》写了很多对中医本原的认识，我看了以后想把我的学习体会跟大家一起分享，因为这书可能不像《伤寒论》，可以很直接地给你用，但其实如果你读得对，抓得对的话，它也有直接可以用的地方。不管怎么说，我们就在《本草纲目》的"百草园"里漫步一下，带大家走一走。第一次开展《本草纲目》读后感讲座的时候，我说的东西是我自己抽取出来的，简单地浏览学习，我提出几个我个人的认识。我也只能说翻一翻，如果要做很深的研究，估计要用很长的时间，需要很专业的学习。

书上讲的学术意义：《本草纲目》成书于 16 世纪末，是我国传统本草学中最为伟大的一部学术著作，具有承前启后的重要意义，400 多年来一直影响着后世的中医药从业者。那么对于《本草纲目》一书的学术意义，不同学者的着眼点和落脚点各有不同。读到后面你就会知道他为什么这样写，着眼点和落脚点各有不同，确实是很重要，就是说一本书你往哪方面看，仁者见仁智者见智，我以什么样的观点去看它，我就能够看到什么样的风景，也确实是因为它所记载的知识太丰富了，表述千差万别，涵盖的内容实在是太多了。《本草纲目》基本不带图，所以内容真的很多。

2003 年 1 月，钱超尘和温长路在《李时珍研究集成·前言》当中，曾经概括对《本草纲目》的研究和发现，它存在如下特性。

第一，它是自然的。植物的、动物的、矿物的、天体的、地貌的、人文的，都是它反映的主题。看起来像中药，因为我们中药里头有植物类、动物类、矿物类，那么天体的、地貌的是天地人相通的，这些都是它的主题，你看到后面慢慢会理解他前面为什么这样提。其次，它是医学的。你看书中提的范围很广，医学、预防、治疗、康复、脏腑、经络、脉学等，这些都是它研究的对象。第三，它是药物的。药味、药性、药理、制法、用法、宜忌，这些都是它论述的对象。所以我们认为它讲中医、讲中药。第四，它是方剂的。单方、验方、经方、汤剂、散剂、丸剂，这些都是它搜罗的宝藏。你看这里面有方剂的内容，有好多方，1万多方。这是《本草纲目》记载的。第五，它是临床的。临床包含内科、外科、妇科、表证、里证、重证，这些都是它治疗的范围。确实，它里面讲到很多病，包括很多症状的治疗。那么，是不是能够一针下去，一针见血，一方就灵，就是另外一个话题，总之有这样的记载。一句话，它确实具有"中国古代百科全书"的性质。这句话"中国古代百科全书"的概念是达尔文当时来中国的时候，给他推荐的这本书，他提出来的。这本书，我翻来翻去翻了好几遍，他写的一些话都是挺有道理的。

李时珍对奇经八脉理论、三焦命名理论和一些疾病的治疗理论中进行了开创性的研究。在植物分类分析、化学、实验药理学和实验医学的领域，进行了前瞻性的创造。这两句话可能要读得很深。哪一些是他创造性的研究？哪一些是他前瞻性的创造？哪些是他引证别人的？遇到具体的我才知道。为什么呢？其实《本草纲目》很多的内容是收录了别的著作的内容，有《黄帝内经》的内容，有《易经》的内容。那么哪些是李时珍自己的创新呢？那就是要读下来才能够知道。他的贡献远远超过了一般认识上的本草范围，对于中国科技史和医学史的发展具有划时代的意义。所以说我把它作为一个一个学习点，跟大家全面强调一下，让大家有个概念，《本草纲目》是这样一本书，不仅仅是讲药物，还有很多其他的内容，是一本"百科全书"。

《本草纲目》的影响力很大，刊行后，就被翻译成拉丁文、朝鲜文、日文、英文、俄文、德文、法文等十几种文字在全世界范围内广为流传。它其实是白话文，明朝的，不再是《黄帝内经》那种很难翻译的古文，它是国际科学界的一个重要文献。英国当代的科学家史李约瑟称赞李时珍是"药学界中的王子"，认为李时珍是与近代物理学家伽利略、生理学家维萨里同样伟大的科学家。伽利略贡献很大，维萨里也是。

我在读的过程中，很敬佩的是，李时珍的治学精神，他确实很严谨，很认真，也确实很客观，是一个很伟大的人。从明朝到现在，上百年了，几百年再没有出一个李时珍这样的人物了，再没有人把中医学的东西进行一个"归统"，大家做自己的，各家学说，倒是有很多学说，也越做越多，没有意义。第二，反正各自做各自学，说得很多，而像李时珍这样真正去做学问的人，好像确实现在没有。那我们现在，再有重写《本草纲目》这么大的事情，基本就是以一个团队来做了，不可能一个人做。

那我前面为什么说它是"百科全书"，因为这本书引用了非常多的内容，引经据典。书里面有《黄帝内经》《天宝单方图》《太仓公方》《扁鹊方》《华佗方》《枝太医方》《随身备急方》《太平圣惠方》等。这些我在前面跟大家介绍各种动物的时候就说到过，李时珍引了很多典籍，而且他很客观地标示出来。比如，关于狂犬病的一些应用，我去查了原方，人家都引得非常没错。医学的书太多了，汗牛充栋，根本没有办法翻完。那么我们把具有代表性的书，翻看个五六分或者三四分，那就已经很不容易了。李时珍参考的书有这么多，我想了一下，还是客观地拍照下来，展现给大家，让大家有一个概念。

凡是《本草纲目》这本书中引的，都可以找到他们的出处，而且很详细，书里还有对《诗经》《离骚》这样的文史著作的引用，列子、庄子、荀子、诸子的书都有。陶弘景也是一个很著名的中药学家，所以书中也收录了很多他用的那些中药，《楚辞》也引进去了。翻阅这本书，发现李时珍的知识面真的挺广的，我们除了佩服他的精神，也佩服他有这样的学识。引用了1000多本书，所以我很怀疑他是不是也有一个团队，他一个人要做这么多事情，实在是太难了，我想《本草纲目》可能也是一代代修订而成的。

《神农本草经》总品种数365种，李时珍《本草纲目》收录了其中的347种药。都说李时珍尝百草，就是说在《本草纲目》修订的过程中，他要筛选他认为比较真实有用的，又有人记载的，重新考证、选录。你看像《本草补遗》里面，选录了三类药，一种是草部的，一种是谷部的，一种是木部的，他都做了很详细的记录。关于他《本草纲目》所选的这些药来自哪里，他都做了很详细的记录。

然后我们再复习一下他讲的成书经过。《本草纲目》的成书，有两种说法，一种是"历代诸家本草"之所谓，标明为纲，列事为目。其实他就是增加了 374 种药物，8160 种方，用了 27 年的时间。第二种说法就是李时珍的儿子说的，李时珍次子李建元，说李时珍用了 40 年，几次校对，到了 70 多岁才成。

374 种是什么意思呢？就是说《本草纲目》这本书的药，李时珍自己选入进来的是 374 种。有《黄帝内经》的，有陶弘景的，还有他从民间收录的。我想是不是他整天都是在看古籍，翻阅旧书的时候觉得有很多错的地方，所以他立志来做这件事情。他这里有一句话，为什么说他是翻修，你看他说旧本 1518 种，今增药 374 种。那么 1518 种就是李时珍在旧本的《本草纲目》中收录的药，我不知道他旧本叫什么名字。它新增了 374 种，把这两种加起来，那就是 1892 种，那就是《本草纲目》记载的。

《本草纲目》既然叫《本草纲目》而不叫别的纲目，就是以本草为主，以讲中药为主，虽然也讲到治疗，也讲到方，但它最主要的可能还是讲药，是对药的一个记录，所以它其实是增加了 300 多种药。那么他在修订当中对每一个药、每一段话大概都做了这种考证，所以说他原来的版本不是我们现在看到的这个版本，现在大家说到李时珍，就想到这本《本草纲目》，那就是说它应该是修订过来，修订过程中他翻阅了 1000 多本的参考书来修正这些内容。我在看的过程中，据我自己知道的知识，引用的内容都是可以翻阅到原本，而且确实都是没有错的，所以我说他是真的很认真，经李时珍选录的东西至少在文字上是有一定的可信度。然后就是前面刚才强调的数据，一个是 27 年，一个是 40 年，一个就是药。就是旧本有 1518 种药，李时珍自己增加的是 374 种，总共就是 1892 种。他自己增加的应该都有注明，374 种药从哪里来的，他都有出处，他不会无中生有。

胡希恕有一本书，以白话文的方式来阐述他的用药心得。听说是学生根据他平常的讲座整理的，他并没有专门去写书。我觉得蛮不错的，作为一个入门学习是挺好的。

《本草古今论》里有一段话，是这样讲的："本草之始，昉于神农，药止三百六十品。此乃开天之圣人，与天地为一体，实能探造化之精，穷万物之理，字字精确，非若后人推测而知之者。故对症施治，其应若响。仲景诸方之药，悉本此书。药品不多，而神明变化，已无病不治矣。迨其后，药味日多，至陶弘景倍之，而为七百二十品。后世日增一日。凡华夷之奇草逸品，试而有效，医家皆取而用之，代有成书。至明李时珍，增益唐慎微《证类本草》为《纲目》，考其异同，辨其真伪，原其生产，集诸家之说，而本草更大备，此药味由少而多之故也。至其功用，则亦后人试验而知之，故其所治之病益广。然皆不若《神农本草》之纯正真确。故宋人有云，用神农之品无不效，而弘景所增已不甚效，若后世所增之药则万有不足凭者。至其诠释，大半皆视古方用此药医某病，则增注之。或古方治某病，其药不止一品，而误以方中此药为专治此病者有之。更有己意推测而知者。又或偶愈一病，实非此药之功，而强著其效者。种种难信。至张洁古、李东垣辈，以某药专派入某经，则更穿凿矣，共详在治病不必分经络脏腑篇。故论本草，必以神农为本，而他说则必审择而从之。更必验之于病而后信。又必考古方中所曾用者，用可采取，余则只可于单方外治之法用之。又有后世所谓之奇药，或出于深山穷谷，或出于殊方异域，前世所未尝有者，后人用之，往往有奇效。此乃偏方异气之所钟，造物之机，久而愈泄，能治古方所不能治之奇病。博物君子，亦宜识之，以广见闻，此又在本草之外者矣。"

这段话大概就是他认为李时珍是在《证类本草》的基础上修订的《本草纲目》，陶弘景是一个中药大家，他记录了700多种，那么到了李时珍这边就有1892种。

我们再回到《神农本草经》，大家都比较崇拜的，就这么薄薄一本，没有很多的内容，不带图的。《神农本草经》把药物分为三品。大家能记住多少就记多少，记不住也没关系，随时都可以看。它把药物分为上、中、下品。如果单单让大家记365种药可能很生硬，不好记，一年365天，相对应地，一天一种药，这样就好记。所以两本书一对照来看，就知道一些知识是怎么回事。其实很多书要对照来看，人家说"货比三家"，书也是这样。以前我买了一位国内翻译的外国著名作家的书，买了后想，我怎么知道他的书说的什么，因为我不是很熟悉，买了一本同样目录的国外作家写的书，买回来一看，一对照，我知道差别在哪里了。其实书是这样，知识也是这样，就怕有参照物。一旦有一个历史厚重的东西"站"在那里，然后对照一下，很多东西就很清楚了。当然新的作家也有新的特点，比如说他更加通俗化，把这些国外的东西引进来，很通俗，你能够知道这本书在学术界的位置。读书有各种"境界"，各种目的，就是这样。

然后就是李时珍讲道，一个药方要有君臣佐使，我们都知道。其实是书中的原文。什么是药物的君臣佐使？其实在《神农本草经》里面有一个大概念，他讲365种药，我按照他的目录去数了一下好像不对，不知道他哪里漏了。他说上药有120种，为君，主养命以应天无毒，我数了一下，目录里面好像有142种。《神农〈本经〉名例》："上药一百二十种为君，主养命以应天，无毒，多服久服不伤人，欲轻身益气不老延年者。中药一百二十种为臣，主养性以应人。无毒有毒，斟酌其宜。下药一百二十五种为佐使，主治病以应地。多毒，不可久服。"然后他说君药，多服久服不伤人。《神农本草经》都告诉你有些药不能久服，确实也不应该久服，至少要久服的话，要很认真地考证一下。

李时珍对药物的上、中、下品是有一个药性上的分辨的。把《本草纲目》中的药物也分为君臣佐使，君药是补药，然后下品的药都是佐使的，都是不宜长久用的，这是它的一个概念。我暂时也不是很清楚，像有的药如滑石、甘草、地黄这种药物，还有五味子、麦冬、独活、车前、细辛也归到上品，这些药好像也不都是补药。龙胆草是补药吗？泽泻从现在的观点来看也不一定是补药呀。像泽泻，现在还说它含有马兜铃酸类，吃多了怕有肾损害。

黄连长期吃也不行，对胃不好，还有决明子、党参、五味子、地肤子、红景天，所以我们只能是看一下，大概了解一下这些药。后来我感觉，从现在的理论看也不那么正确。所以我觉得读书呢，也是一步一步的，与时代发展是相关的。

然后还有一些药，如干姜属于中品的药。当归没有归到上品，是归到中品，麻黄也归到中品。芍药、贝母、百合，这些我们现在觉得很常用的，好像只归到中品。然后下品的药，都是石灰这些，现在都不能用了。附子，我们南方人对附子是很有忌讳的，在湖南特别是在火神派，把附子当菜吃的，高压一下，做菜吃的、做汤的都有。所以这是怎么回事，也是地域性差别？还是品种差别？还有半夏、大黄、葶苈子，这些药好像确实相对来讲没那么常用，有的药都不用了。

然后讲到君臣佐使，没什么好讲，中药大家都读得很熟了，但中药里面没有讲到。我翻了一下中药书，也没有讲。君臣佐使是《神农本草经》里面讲："药有君臣佐使，以相宣摄合和。宜一君、二臣、三佐、五使，又可一君、三臣、九佐使也。"

弘景曰："用药犹如立人之制，若多君少臣，多臣少佐，则气力不周也。"然检仙经世俗诸方，亦不必皆尔。大抵养命之药多君，养性之药多臣，疗病之药多佐，犹依本性所主，而兼复斟酌，详用此者，益当为善。又恐上品君中，复各有贵贱，譬如列国诸侯，虽并得称制，而犹归宗周。臣佐之中，亦当如此。所以门冬、远志，别有君臣；甘草国老、大黄将军，明其优劣，皆不同秩，自非农歧之徒，孰敢诠正，正应领略轻重，为其分剂也。"岐伯曰："主病之谓君，佐君之谓臣，应臣之谓使，非上下三品之谓也。"张元素曰："为君者最多，为臣者次之，佐者又次之。药之于证，所主同者，则各等分。或云力大者为君。"李杲曰："凡药之所用，皆以气味为主。补泻在味，随时换气。主病为君，假令治风，防风为君；治寒，附子为君；治湿，防己为君；治上焦热，黄芩为君；中焦热，黄连为君。"

"药有阴阳配合，子母兄弟。"

阴阳配合这也可以理解。我没觉得这句话有什么特别的东西。韩宝升曰："凡天地万物皆有阴阳、大小，各有色类，并有法像。故羽毛之类，皆生于阳而属于阴，鳞介之类，皆生于阴而属于阳。所以空青法木，故色青而主肝；丹砂法火，故色赤而主心；云母法金，故色白而主肺；雌黄法土，故色黄而主脾；磁石法水，故色黑而主肾。余皆以此例推之。子母兄弟，若榆皮为母，厚朴为子之类是也。"

但是，子母兄弟及后边的"若榆皮为母，厚朴为子之类是也"，就有点不容易理解了，后来我查找了资料。平时用方，我们会根据理论用方。经常有方中方的连用，然后还有各种药物的配伍。我觉得最重要的要考虑配合。子母兄弟就是要有相容性，我觉得这是强调方里面药物的相容性。要"合"就是中药的药有相容性，还包括这方之间药物跟药物之间的药味药性的相合，还有药跟人的相合。有的药理论上配合很好，一吃进去患者就吐了。我以前年轻时候经常也碰到这样子，在很多时候你首先要考虑它的胃气，要能够留住药，才能起作用，那么这种都是一种相融性，相和睦，才是所有的事情能够做成功的一个要点。"家和万事兴"，所以药有子母兄弟相配合。我觉得这几个字是非常重要的，是一个大纲，不管你怎么辨证，君药臣药都要配合好。李时珍说药有阴阳，是说药性上有阴阳，他还强调配合的子母兄弟，不是仅仅只强调君臣佐使。如果你的药量太大了，后面的药配合不清楚的话，这张方患者也吃不下去，吃下去也会吐掉，或者引起其他不适，或者是不能起作用。所以我觉得"子母兄弟"，很不起眼的一句话，我原来准备忽略不讲的，我想这是什么。后来我去查了，查不到方的解释和这几句话的解释，后来又去查了《神农本草经》，《神农本草经》里提到，为什么有的方患者好接受，老中医的经验就是说把药"合"得很好。一个药性"合"得很好，一个药味"合"得很好，一个药跟患者的体质"合"得很好，所以他的药患者就好接受，吃了人就感到舒服。老百姓经常说，中药难吃得很。我不管效果什么的，指标什么的，我的药吃得人很舒服。所以说我发现配合的"子母兄弟"，是比较深的一个功夫，是需要时间去磨，需要理论和实践去感悟、去磨的一个东西。人与药物相互配合的"子母兄弟"是无形的。

我找了几个年轻人给我查的资料，全国中等卫生学校试用教材《神农本草经》里面有这句话。子母兄弟，比喻药物之间的各种关系。那么《本草纲目》里面，还有《神农本草经》里面引用的"子母兄弟"，"榆皮为母，厚朴为子"之类，我问了很多人，他们也不懂。后来有一个年轻人给我查了，榆皮性甘，属土；厚朴性辛，属金。土金相生，生我者为母，故榆皮为母；我生者为子，故厚朴为子。这类关系，一般来源于五行生克原理。那他说的子母兄弟可能就是具体到某一味药的时候，它们之间的一种深刻的关系，所以说五行辨证看来不仅仅可用在中药辨证上。前面我讲中药的时候，讲过我的一个五行辨证的思想，金一顺总结得很好。实际上在药物里面，也有五行的一种"子母兄弟"关系。所以我觉得，这种理解带给你无形的一种知识，临床中具体怎么配合，就靠每个人花时间的打磨，临床的积累和经验的总结。有的东西你能感悟得到，你觉得有。你感悟不到，那依然是一种虚无，那就是没有。所以我觉得这样的一种学习，是无形的，只有自己感悟了才是真正学会了。

总结一下，今天，首先讲了《本草纲目》的学术意义、历史、本草学价值、学者的评价；其次，我们还讲了它是一部引经据典的百科全书，引了各家医典，有易经、尚书、诸子学说等，内容丰富；第三是采集诸家本草，365、1518、374、1892，这几个数字大家要记住了，365 大家记住了这是《神农本草经》的书。那么旧版本的，应该是 1518 味药，李时珍自己增加了 374 味药，那么合起来就是 1892 味药；第四是 27 年、40 年，这是花费的时间，一说是 27 年，二说是 40 年；第五是稍微要强调的，君臣佐使，阴阳配合，子母兄弟。以上就是我今天要讲的内容，大家如果有什么建议，或者觉得我说得不对的，也可以用各种渠道告诉我，我们教学相长，共同进步。谢谢大家，那我今天的分享就到这里。

高丽丽：谢谢我们严教授精彩讲座，让我们受益匪浅。严教授用了非常通俗易懂的方式，让我们一起复习了经典的内容。谢谢严教授！

严晓华：感谢高丽丽主任，感谢金一顺主任，感谢同学们！谢谢大家！

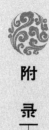

附

录

附录1 **严晓华简传**

严晓华出身医学世家，母亲为福建医科大学附属协和医院医务工作者，母亲家族多人行医。她从小在协和医院宿舍长大，经常跟随母亲值夜班，曾与多位福建省名医及名老中医前辈为邻10多年，自幼体弱多病，便利的医疗条件给自己的成长带来了很多益处，仰慕医者"药到病除""治病救人"的神圣与崇高，渐渐萌生了学医行医的理想。高中毕业时，恰逢国家恢复高考制度，1979年在百里挑一的高考竞争中获得攻读大学的机会，不顾父亲想让女儿读师范大学当个老师的想法，选择攻读自以为熟悉的医学专业，被福建中医学院中医医疗系录取，成为西医世家中唯一学习中医的医者。

严晓华从事中医及中西医结合临床研究事业40余载，努力学习并临床实践现代医学知识，同时精心研究中医经典及中医各家学说，致力于中医及中西医结合事业的发展，在长期的临床、教学及科研中，形成了一系列的中医及中西医结合诊疗的临证思路，在临床工作中坚持终身学习的理念，善用中医经典理论、衷中参西、精求方术，在中西医结合防治肾脏病领域有自己独到的经验和见解。严晓华一直用科学的态度看待中西医。她认为不论是传统医学还是现代医学都是不断发展的，不能固步自封、始终守旧，要继承也要有创新、与时俱进，认为传统医学与现代医学具有一定的相融性，两种医学均博大精深，鉴于现代科学技术的发展水平，人们对传统医学的认识有限，两种医学学科的充分融合和互相印证及解释尚需要时间。

严晓华受业于名师，1987年来到福建省立医院中医科，被安排在肾病专业组工作，跟随前辈中医肾病专家程星主任、张雪梅主任及福建省著名肾脏病学专家舒贵扬主任从事中医及中西医结合治疗肾脏病的临床研究。1993年赴广州中山医科大学参加"全国肾科医师高级进修班",学习半年后,继续在中山医科大学附属第一医院肾内科临床进修半年,系统学习肾脏病现代医学的理论及临床诊疗规范,直接接受我国中西医结合治疗肾脏病学科的奠基人和开拓者之一的叶任高教授的培养和全国肾病专家余学清教授的指导。"源于中医,高于中医,源于西医,高于西医"是叶任高教授毕生的学术思想精髓,也成为当今中西医结合肾病学科的发展方向,对严晓华的中西医结合临床之路有着深远的影响。严晓华在广州跟随叶任高教授进修学习后,在张雪梅主任、舒贵扬主任的支持指导下在福建省率先开展了腹膜透析、肾穿刺病理活检术等先进技术,并悉心探索中医辩证论治与现代医学诊疗之间的相关性、相融性,以追求更好的临床疗效。2009年1月至2012年3月参加福建省优秀中医临床人才研修项目学习,系统重读《黄帝内经》《伤寒论》《金匮要略》《温病条辨》等重要中医经典,参加国家组织的多期中医经典学习班,学习熊继柏、张大宁、张琪等各位全国名中医的专题讲座。临床40余年完成肾穿刺2000余例,在省内率先开展中西医结合治疗肾脏病的临床研究,获得良好疗效及多项福建省科技进步奖,在福建省中医及中西医结合诊疗肾脏病领域有一定的影响力。

严晓华曾任"吕绍光福建省名中医工作室"主任,主持举办多期国家级继续教育项目"中医临床诊疗思维探讨学习班"。她认真学习研究全国名中医吕绍光主任的中医诊疗思维,特别是吕绍光在月经病、不孕不育及内科杂病治疗方面的用药经验。

严晓华注重中医辨证论治与现代医学各项检验、病理、影像学等指标的相关性研究,并对膜性肾病的中医治疗及延缓慢性肾衰竭病情进展的中西医结合治疗有独到见解,并率先提出综合西医临床诊断、病理诊断、肾功能诊断及中医体质和当下证辨证的肾脏病"五维辨证"的临床诊疗思路,以及对中医五行制化辨证论治在肾病领域的应用。

附录2 **严晓华随笔**

传承 守正 创新

自《黄帝内经》以来，中医各名家多有"自成体系"的理论，为医者通过大量临床实践，或是收集当下民间验方，总结升华，著书立说，并具有一定影响力，经传承而成。得以流传至今的主要学术思想包括医经学派、经方学派、河间学派、易水学派、伤寒学派、温热学派和会通学派，这些理论及其著作对后世临床及众多医家都产生了积极而深远的影响。

中医各家：由于历代医家在学术上的共同努力和研究，使中医各家学说理论不断发展，渐趋完整。而史上名医华佗、扁鹊，其著作学术思想尚未有详实研究，亦未见传承人为他们弘扬中医神术之理论学说。足见中医学之医学教育、为医者从实践至理论之总结升华与传承之重要。

《肘后备急方》：于诸多医经医论中，窃以为晋代葛洪著的《肘后备急方》较为难解。然，葛仙翁肘后备急方卷之三"治寒热诸疟方第十六"载"治疟病。又方：青蒿一握，以水二升渍，绞取汁，尽服之"，却成了中国诺贝尔生理学或医学奖的点睛之笔。每每握卷《肘后备急方》深深折服葛仙翁用药记载之秋毫详尽，而今已鲜有医者可意矣。

《医学衷中参西录》：清末民初有名医张锡纯，为汇通学派代表，著述甚多，后因天津洪水没其居，遗书荡尽，传世者仅《医学衷中参西录》一书。《医学衷中参西录》由医方、药物、医论、医话、医案五部分组成。独特的学术思想为倡"衷中参西"。在生理病理方面，张锡纯有许多沟通中西医学的新见解；在用药上，张锡纯认为，西药治在局部，重在病之标也，中药用药求原因，是重在病之本也。究之，标本原宜兼顾，提出中药西药应当相济为用。这也许是中西医结合的起始。

中医的现代探索。近代百年，科技飞速发展，现代医学的诊疗研究日新月异，随着疾病谱的改变，疾病诊断及疗效判定的指标化，中药资源广泛的人工化，以及世界文化多元性对医学的影响，中医的研究者必须重新审视这门学科的优势、进步、发展，寻求更加切合于临床及符合时代发展的方向与道路。

"学经典做临床""拜名师承医术"传承重在感悟。"体质学说""状态医学""探索中医宏观辨证施治与现代医学检验、影像、病理等微观指标相关性的临床研究""中药成分分析提取""便捷给药途径研究""舌诊、脉诊及中医经络客观化的研究""中医康复""中医养生文化""各种慢病临床大数据大样本的研究分析"等中医诊疗临床和实验研究的不断探索创新是学科的生命力所在。

愿与同道共勉！

严晓华

2024 年 2 月 22 日

古 歌

严晓华

"凡大医治病，必当安神定志，无欲无求，先发大慈恻隐之心，誓愿普救含灵之苦。"

大学一年级上医古文课时读到"大医精诚"，心中充满敬意，到评聘中级职称、副高职称、正高职称的医古文考试时一而再再而三地诵读"大医精诚"。古老的医学，古老的歌……

在省立医院新的综合医技大楼的正堂上，那棵温暖的榕树下蓦地亮出了大医的灵魂：精于医术，诚于医德。昂首低眉间穿越了时空。

是一种启示：常常擦亮心窗。

是一种告慰：医者，心也。

是一种境界：一生执着！

20多年的临床工作，认识这个职业，认识疾病，认识生命。

前一阵子患者因入夜大汗淋漓请会诊，处3剂中药汗止神复，惊呼神医也。旁边床位的患者见状也要求会诊，测得脉证也处3剂。3天后复诊，患者诉：药前腰以上出汗，药后全身大汗。神医顷刻间成了庸医。私下自言：莫非阴证给了阳药？对患者说：再处3剂若不见效我替你另请高明，3天后再到病房，患者已经出院，不知阴阳可调。

有一件事记忆犹新。一天，看门诊准备下班，一个患者探头探脑、将进未进。

"看病吗？"我问。

"拉肚子2年了，想开1剂中药试试。"

"病了2年多1剂管什么用，至少4剂。"

患者在案前考虑了一会儿说："好吧，吃4剂试试，我很怕吃中药。"拿出肠镜报告：慢性结肠炎。西药治疗两年无效，症见腹痛、腹泻、里急后重、便带黏液和脓、无血，舌红苔腻。为肠道湿热证。给了黄芩、黄连等清利的药还加了大黄6g。

4天后她又来了。

"医生，你这4剂药好厉害。"

"吃完以后怎么了？"我问。

"吃完第一剂，平常每天只有五六次的，这次却腹泻了12次，我丈夫大叫这是什么药快别吃了！有毒。我对丈夫说，这个医生很有信心地嘱咐，1剂不算，要吃4剂，关键是药后排便人很舒畅。丈夫于是同意再试试。第2剂服完排便五次。第3剂吃完还有2次，第4剂吃完就正常排便1次了。你不是说还要调理一下，今天再来开4剂。"

我听完她的"故事"，总算松了口气。这是领教古人"通因通用"大法，也体会医者的自信在患者治疗上的意义。面对变化万千的生命现象，也许细心、信心、勇气和总结失败是构造医学殿堂不可或缺的基石，而这一切还源于一个基础——博及医源。

严晓华

2007 年书于福州

（该文获 2007 年福建省立医院"精于医术　诚于医德"同题征文竞赛二等奖）

学习缪希雍

缪希雍，字仲淳，明代江苏常熟人。为明代一位擅长医术、精于本草的医学家，其主要著作有《先醒斋医学广笔记》《神农本草经疏》《本草单方》等。

据《中医各家学说》介绍：缪希雍具有丰富的临床经验，且有不少创见。除外感病论治以外，其关于补益脾阴、降气行血及治疗吐血和中风病等的学术思想，最具卓识。

关于气病的治疗，缪希雍归纳有"治气三法"：补气、破气和降气。其中以降气之法最为精彩。他认为升降是治法之大机，所增的升剂是李杲的升阳益气之剂，而所增的降剂，却为缪希雍所独创，其阐述"降剂"所治病证的病机主要是"阴虚火升"，即"上盛下虚""火空则发，降气则火自下矣，火下是阳交于阴也，此法所宜降者也"。水升火降，为"既济之象""坎离相交"，人身阴阳之气可得平复。其降气药主要有："苏子、橘红、麦门冬、枇杷叶、芦根汁、降香、郁金、槟榔、沉香、乌药、白芍、五味子"等。他对苏子、枇杷叶、郁金三味最为善用。认为苏子辛温散结而兼润下之力，郁金为调逆气、行瘀血之要药，枇杷叶性凉善下气。

缪希雍的降气之法，除了主要用于肾阴亏耗，上盛下亏的病证外，还有肝实气逆或肝血虚而气火上逆，以及肺实、肺虚的肺气上逆诸证和胃气上逆之证，适应证是很广泛的，对后世医家的临床用药有重要影响。

笔者学医行医四十多载，痛感中医之圣奥，非静不可悟，非学而时习之不可精进，非多临证不可言明理，医患之必以神会神、辨证论治。气之升降非独也，降以求升方为有根之气，升以促降乃既济之象……若能一日明一理，日积月累可略悟中医之一二。

降气者，苏子、枇杷叶、郁金三味最为善用，可悟乎？

（本文参考中国中医药出版社出版的由尚力，戴铭著的《中医各家学说》）。

严晓华

2023 年 11 月

　严晓华教授团队发表论文摘录

（1）《严晓华教授从五行制克生化论治肾病的理论探讨》，作者金一顺、严晓华，发表于《中国中医药现代远程教育》2022年第8期。

（2）《新冠肺炎患者恢复期中医诊疗思路总结》，作者金一顺、李芹、洪美珠、严晓华，发表于《福建中医药》2022年第6期。

（3）《阴虚气虚阳虚患者体质与营养状况的相关性研究》，作者金一顺、邱日亮、严晓华、黄昉萌、陈丽、耿振波，发表于《中国中医药现代远程教育》2022年第22期。

（4）《腹膜透析患者甲状腺功能异常与心脏结构及阳虚、气虚体质的关系》，作者何开英、严晓华、耿振波、黄昉萌、金一顺、陈丽、骆杰伟，发表于《光明中医》2020年第4期。

（5）《中药内服配合保留灌肠治疗慢性肾脏病3～4期（CKD3～4）临床研究》，作者黄昉萌、严晓华、陈丽、骆杰伟、张雪梅、金一顺、耿振波，发表于《辽宁中医药大学学报》2017年第2期。

（6）《中医优化方案治疗糖尿病肾病患者104例》，作者严晓华、耿振波、黄昉萌、金一顺、陈丽，发表于《福建中医药》2017年第3期。

（7）《糖尿病肾病患者气虚体质与各临床因素的相关性研究》，作者金一顺、严晓华、王志旺、黄昉萌、张雪梅，发表于《中国医药指南》2017年第24期。

（8）《糖尿病肾病患者中医体质及临床指标的相关性研究》，作者严晓华、金一顺、王志旺、耿振波、黄昉萌，发表于《中国中西医结合肾病杂志》2017年第11期。

（9）《解毒通瘀复肾颗粒联合西药治疗血瘀型 IgA 肾病随机平行对

照研究》，作者金一顺、严晓华、黄昉萌、耿振波，发表于《实用中医内科杂志》2016 年第 2 期。

（10）《慢性肾炎和狼疮性肾炎中医体质分型调查分析》，作者严晓华、金一顺、黄昉萌、吴梦甜、张雪梅，发表于《光明中医》2016 年第 16 期。

（11）《张雪梅教授从脾论治慢性肾脏病的经验》，作者黄昉萌、严晓华、陈丽、张雪梅，发表于《浙江中医药大学学报》2016 年第 9 期。

（12）《运用桃核承气汤治疗肾脏病临床浅谈》，作者金一顺、严晓华、黄昉萌、陈丽、耿振波，发表于《中医临床研究》2016 年第 25 期。

（13）《福建省乙肝相关性肾炎患者中医体质特征的临床研究》，作者黄昉萌、严晓华、耿振波、骆杰伟、张雪梅、陈丽、金一顺，发表于《湖南中医药大学学报》2016 年第 11 期。

（14）《张雪梅主任中医师运用猪苓汤治疗肾脏病的临床经验》，作者黄昉萌、骆杰伟、严晓华，发表于《光明中医》2015 年第 4 期。

（15）《血清 PLA2R 抗体和肾组织 PLA2R 检测在膜性肾病诊断的意义》，作者陈丽、严晓华、高美珠、吴家斌、魏立新，发表于《福建医药杂志》2015 年第 5 期。

（16）《张雪梅主任治疗慢性肾衰竭的经验述要》，作者黄昉萌、骆杰伟、严晓华，发表于《中国中西医结合肾病杂志》2014 年第 10 期。

（17）《从中西医角度认识肾病综合征的高凝状态》，作者熊卫国、严晓华，发表于《云南中医中药杂志》2014 年第 3 期。

（18）《益肝肾解毒饮对乙肝相关性肾炎 T 细胞亚群的影响》，作者蓝健姿、严晓华、金一顺、张雪梅，发表于《光明中医》2013 年第 4 期。

（19）《脾肾通瘀饮联合 ACEI 对原发性局灶节段性肾小球硬化患者尿 CTGF 的影响》，作者严晓华、金一顺、蓝健姿、黄昉萌、张雪梅，发表于《福建中医药大学学报》2013 年第 6 期。

（20）《系膜增生性肾小球肾炎肾小管间质损伤和中医辨证分型相关

性分析》，作者金一顺、严晓华、蓝健姿、张雪梅，发表于《福建中医药》2012 年第 2 期。

（21）《解毒通瘀复肾汤对慢性肾脏病 1～3 期患者尿 CTGF 水平的影响》，作者蓝健姿、严晓华、阮诗玮、金一顺、张雪梅，发表于《中华中医药杂志》2012 年第 10 期。

（22）《解毒通瘀复肾汤对慢性肾衰患者尿 CTGF 的影响》，作者蓝健姿、严晓华、阮诗玮、金一顺、张雪梅，发表于《福建中医药大学学报》2011 年第 6 期。

（23）《解毒通瘀复肾汤联合贝那普利对系膜增生性肾炎患者小管性蛋白尿的临床研究》，作者严晓华、金一顺、蓝健姿、张雪梅，发表于《中国中西医结合肾病杂志》2011 年第 2 期。

（24）《解毒复肾逐瘀方对肾纤维化大鼠 CTGF 及 TGFβ-1 表达的影响》，作者阮君山、王少明、严晓华、庄捷、周欢，发表于《中医临床研究》2011 年第 17 期。

（25）《原发性肾小球疾病气阴两虚证中西医研究进展》，作者张凤玲、严晓华，发表于《贵阳中医学院学报》2010 年第 2 期。

（26）《解毒通瘀复肾汤对慢性肾炎尿结缔组织生长因子水平的影响》，作者蓝健姿、严晓华、阮诗玮、金一顺、张雪梅，发表于《福建中医药大学学报》2010 年第 6 期。

（27）《168 例肾虚型慢性肾脏病与甲状腺激素含量关系的探讨》，作者蓝健姿、严晓华、邱志洁，发表于《福建中医药》2009 年第 5 期。

（28）《76 例乙肝相关性肾炎的临床资料分析》，作者邱志洁、蓝健姿、严晓华、骆杰伟、张良宏，发表于《福建中医学院学报》2008 年第 3 期。

（29）《乙肝相关性肾炎临床病理特点分析》，作者邱志洁、蓝健姿、严晓华、骆杰伟、张良宏，发表于《福建中医学院学报》2008 年第 4 期。

（30）《中西医结合治疗原发性膜性肾病 16 例》，作者蓝健姿、严晓华、张雪梅，发表于《福建中医药》2008 年第 5 期。

（31）《电针肾区穴位对蛋白尿型 MsPGN 患者 RAS 系统的影响》，作者骆杰伟、蓝健姿、陈麟、严晓华、邱志洁、张冬梅、张雪梅、阮诗玮、郑登勇，发表于《中国中西医结合肾病杂志》2007 年第 1 期。

（32）《中西医结合治疗原发性局灶节段性肾小球硬化性肾炎 54 例疗效观察》，作者蓝健姿、邱志洁、严晓华、张雪梅，发表于《光明中医》2006 年第 12 期。

（33）《伴有背部灼热感刺痛的原发性红斑肢痛症 1 例》，作者郑登勇、张雪梅、严晓华、林桐峰，发表于《疑难病杂志》2006 年第 6 期。

（34）《49 例无症状肾小球性血尿病理和临床分析》，作者严晓华、张雪梅、蓝健姿、邱志洁、骆杰伟、金一顺，发表于《福建医药杂志》2006 年第 6 期。

（35）《葛根素注射液对慢性肾炎尿蛋白及肾功能的影响》，作者严晓华、张雪梅、蓝健姿、骆杰伟、邱志洁，发表于《中国中西医结合肾病杂志》2005 年第 8 期。

（36）《中西医结合治疗乙肝相关性肾炎 36 例》，作者蓝健姿、张雪梅、严晓华、邱志洁、骆杰伟，发表于《福建中医药》2005 年第 6 期。

（37）《梅毒性肾病诊疗体会及文献复习》，作者严晓华、骆杰伟、张雪梅、郑姜钦，发表于《中国中西医结合肾病杂志》2005 年第 10 期。

（38）《滋肾化毒饮联合环磷酰胺对狼疮性肾炎患者外周血淋巴细胞 Fas、FasL、Bcl-2 表达的影响及临床疗效观察》，作者阮诗玮、骆杰伟、蓝健姿、王智、张雪梅、吴竞、严晓华、邱志洁、吴艺，发表于《中国中西医结合肾病杂志》2005 年第 5 期。

（39）《狼疮性肾炎外周血淋巴细胞 Fas、FasL、Bcl-2 表达与血瘀证积分的关系》，作者骆杰伟、邱明山、阮诗玮、王智、张雪梅、严晓华、蓝健姿，发表于《福建中医学院学报》2004 年第 2 期。

（40）《广州管圆线虫病小范围流行报告》，作者吴成翰、严晓华，发表于《中国人兽共患病杂志》2004 年第 5 期。

（41）《复方雷公藤煎剂治疗以蛋白尿为主要表现的 IgA 肾病临床研究》，作者严晓华、张雪梅、邱志洁、蓝健姿、骆杰伟、黄美珠，发表于《福建中医药》2004 年第 3 期。

（42）《复方雷公藤煎剂治疗以蛋白尿为主要表现的 IgA 肾病临床研究》，作者严晓华，发表于《第五次全国中西医结合中青年学术研讨会论文汇编》2004 年。

（43）《观察前列腺素 E1 对慢性肾功能不全的影响（附 42 例分析）》，作者蓝健姿、邱志洁、严晓华、张雪梅，发表于《福建医药杂志》2003 年第 4 期。

（44）《中西医结合治疗尿路感染 45 例疗效观察》，作者邱志洁、黄美珠、张雪梅、严晓华、蓝健姿、骆杰伟，发表于《福建医药杂志》2003 年第 6 期。

（45）《中药保留灌肠治疗慢性肾功能衰竭 76 例疗效观察》，作者邱志洁、张雪梅、严晓华、蓝健姿、骆杰伟，发表于《福建中医药》2002 年第 6 期。

（46）《肾虚证型慢性肾小球肾炎与血清总 T3、T4 含量关系的探讨》，作者蓝健姿、严晓华、张雪梅、邱志洁，发表于《福建中医药》2001 年第 3 期。

（47）《IgA 肾病 110 例病理变化与中西医结合治疗的临床观察》，作者张雪梅、严晓华、邱志洁、蓝健姿、骆杰伟，发表于《福建医药杂志》2001 年第 3 期。

（48）《肾小球肾炎中医辨证与检验指标相关意义分析（附 228 例分析）》，作者严晓华、张雪梅、邱志洁、蓝健姿、骆杰伟，发表于《福建医药杂志》2000 年第 4 期。

（49）《肾小球疾病患者的甲状腺激素水平变化探讨》，作者蓝健姿、严晓华、张雪梅、邱志洁，发表于《福建医药杂志》1999 年第 1 期。

（50）《中药综合使用辅助治疗慢性肾功能衰竭 10 年体会》，作者严晓华、张雪梅、舒贵扬、邱志洁、蓝健姿，发表于《中华肾脏病杂志》

1999 年第 2 期。

（51）《尿红细胞位相检测对血尿鉴别诊断的临床意义（附 50 例分析）》，作者严晓华、舒贵扬、张雪梅、邱志洁、蓝健姿，发表于《福建医药杂志》1998 年第 4 期。

（52）《中西医结合治疗系膜增生性肾小球肾炎 85 例的临床分析》，作者张雪梅、舒贵扬、严晓华、林笠英、邱志洁、尹德海、庄捷，发表于《中华肾脏病杂志》1997 年第 4 期。

（53）《肾病综合征强的松治疗前后舌象变化及临床意义》，作者严晓华、张雪梅、邱志洁、林笠英、郑路，发表于《福建中医药》1997 年第 4 期。

（54）《130 例肾小管肾间质病变与肾小球肾炎关系初探》，作者严晓华、林笠英、舒贵扬、张雪梅、邱志洁，发表于《福建医药杂志》1997 年第 1 期。

（55）《环孢素 A 治疗 12 例狼疮性肾炎》，作者舒贵扬、程星、侯建明、张雪梅、严晓华，发表于《海峡药学》1995 年第 4 期。

（56）《苯那普利治疗非胰岛素依赖型糖尿病肾病疗效观察》，作者舒贵扬、尹德海、张雪梅、严晓华、宋青竹，发表于《中华肾脏病杂志》1997 年第 6 期。

（57）《45 例系膜增殖性肾小球肾炎临床分析》，作者程星、张雪梅、严晓华、林笠英、舒贵扬，发表于《福建中医药》1993 年第 2 期。

（58）《中西医结合治疗慢性肾小球肾炎 55 例疗效观察》，作者程星、张雪梅、林笠英、严晓华、郑星宇、舒贵扬，发表于《福建中医药》1991 年第 4 期。

（59）《谈中西医结合治疗肾病综合征的体会》，作者张雪梅、程星、林竺英、严晓华、郑星宇、舒贵扬，发表于《福建中医药》1991 年第 5 期。

（60）《中西医结合治疗肾病综合征 115 例临床分析》，作者张雪梅、程星、林笠英、严晓华、郑星宇、舒贵扬，发表于《福建中医药》1990 年第 6 期。

（61）《中西医结合治疗慢性肾功能衰竭 40 例疗效观察》，作者严晓华、程星、舒贵扬、张雪梅、林笠英，发表于《福建医药杂志》1990 年第 1 期。

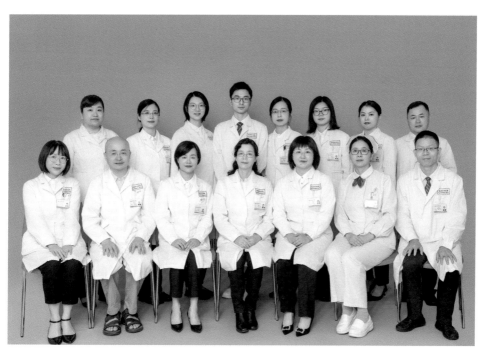

2023 年全国名老中医药专家严晓华传承工作室全体成员合影
（前排左四严晓华）

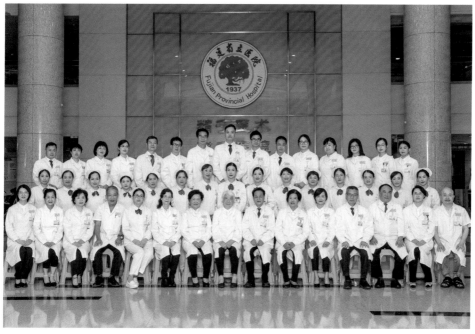

2023 年福建省立医院中医科全体成员合影
（头排左六严晓华）

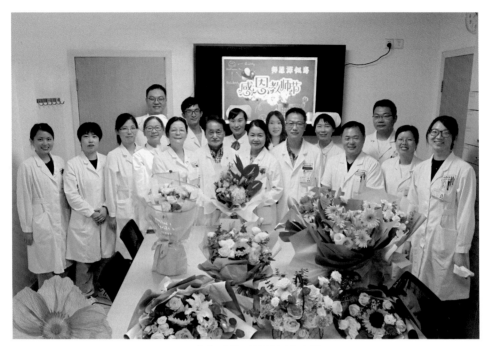

2021年中医科医师教师节合影
（前排左五严晓华）

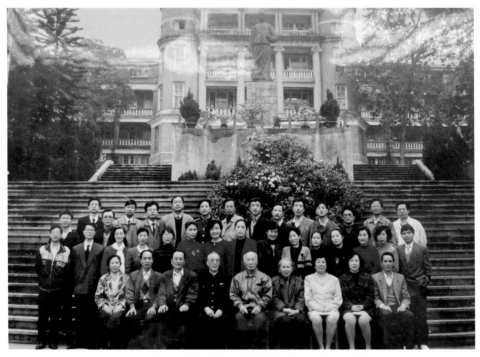

1994年第三十届全国肾病医师高级进修班毕业留影
（第二排左三严晓华）

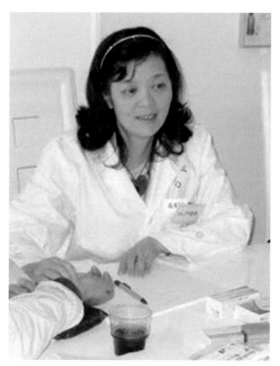

2013 年严晓华在英国义诊

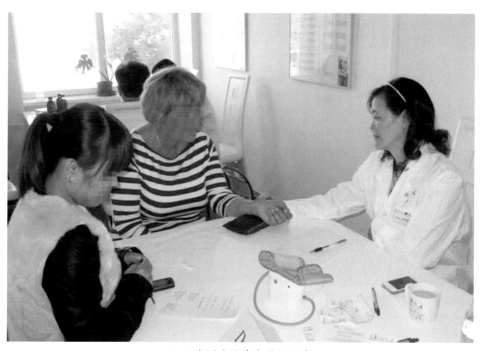

2013 年严晓华在匈牙利义诊

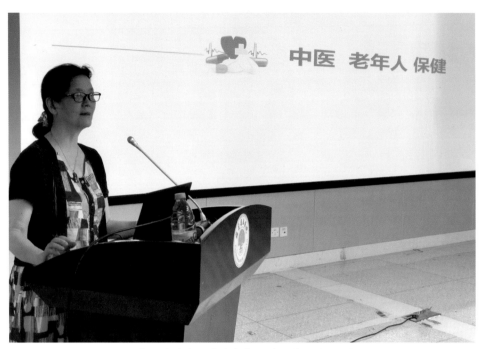

2019 年严晓华在福建省老年全科医学培训班上授课

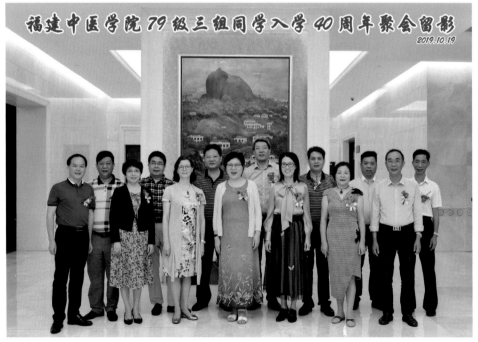

2019 年严晓华与福建中医学院 79 级同学合影
（前排左三严晓华）

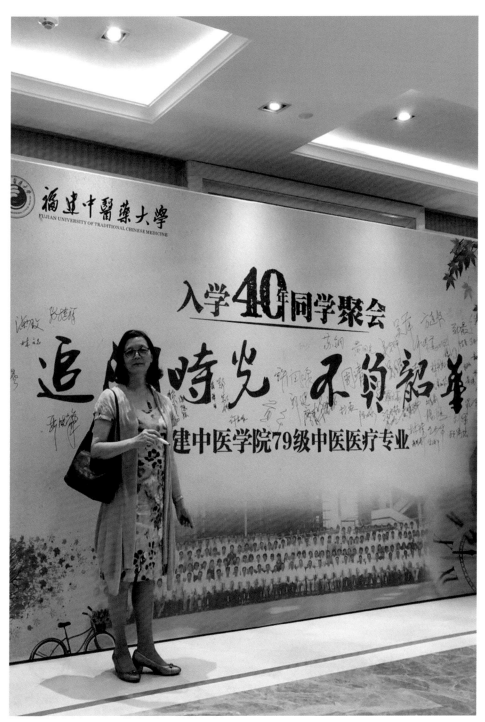

2019 年严晓华福建中医药大学毕业 35 周年留影

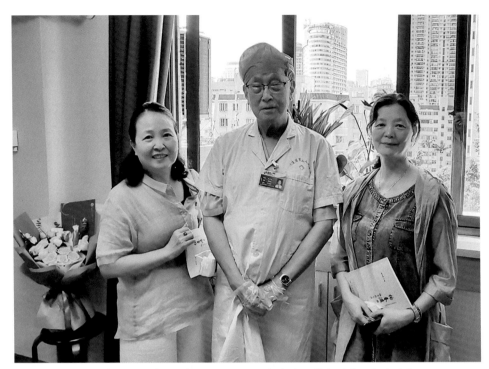

2022 年严晓华（右一）拜访国医大师杨春波工作室（左二杨春波）

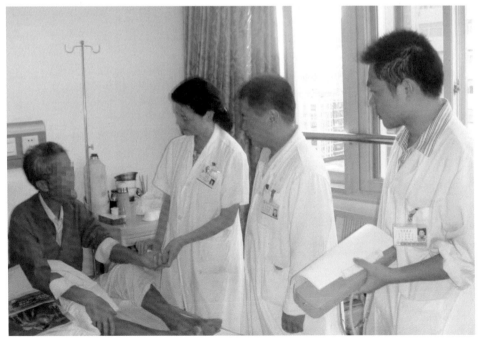

2012 年严晓华（左二）与金一顺（左三）、范有龙（右一）查房

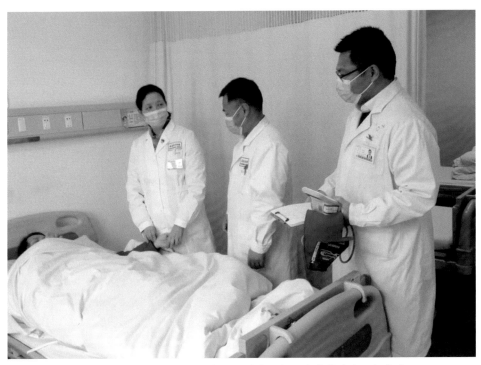

2022年严晓华（左一）与金一顺（左二）、范有龙（右一）查房

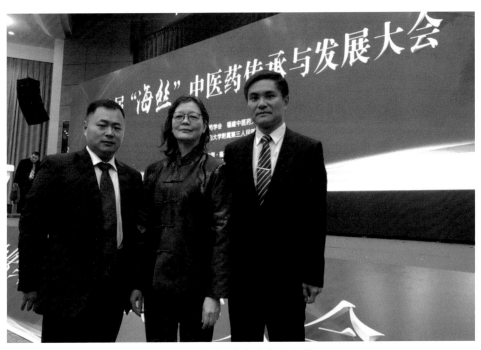

2019年严晓华与传承人合影
（左一金一顺、左二严晓华、右一卓旭尘）

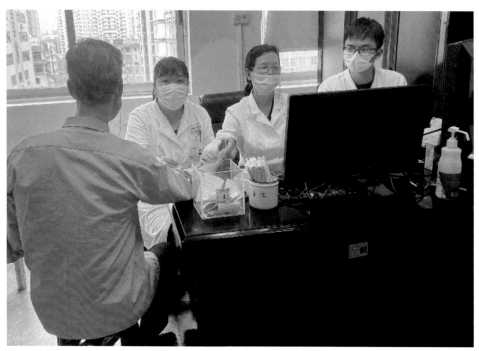

2023 年传承工作室成员耿振波（左一）、戴超俊（右一）随师严晓华应诊学习

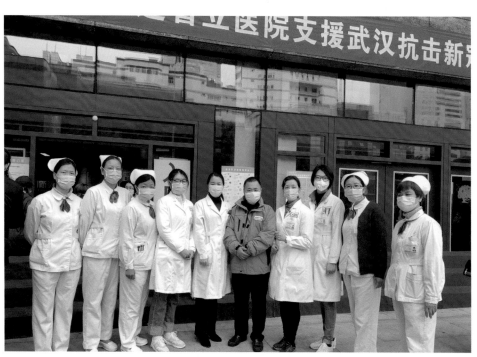

2020 年 5 月严晓华（右四）同中医科同事迎接金一顺（右五）"抗疫"归来

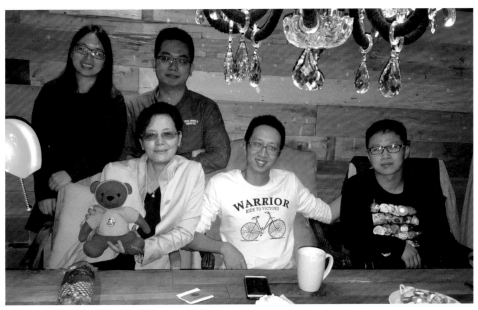

2019 年严晓华（前排左一）与其研究生合影

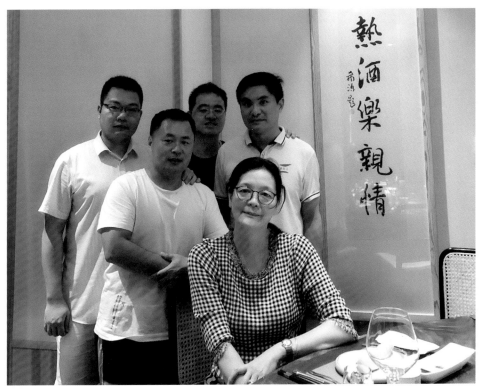

2021 年严晓华与其研究生合影
（前排严晓华，后排左一范有龙、左二金一顺、右二王志旺、右一卓旭尘）

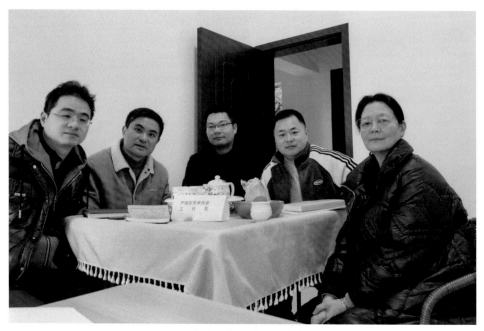

2022年严晓华与其研究生合影
（左一王志旺，左二卓旭尘，左三范有龙，右二金一顺，右一严晓华）

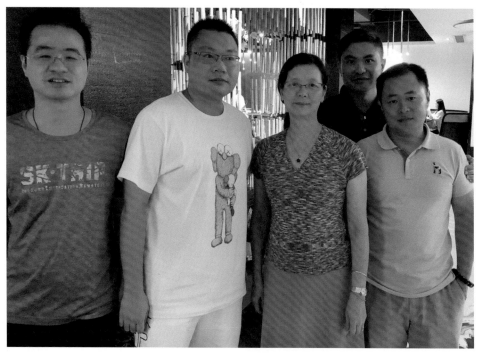

本书部分编者与严晓华合影
（左一王志旺，左二范有龙，左三严晓华，右一金一顺，右二卓旭尘）

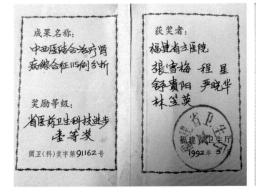

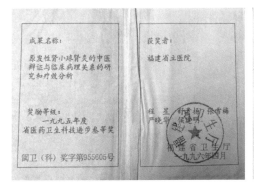

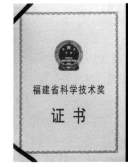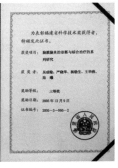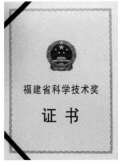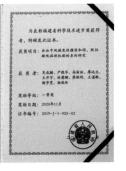

严晓华课题获奖证书

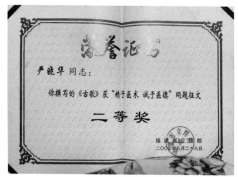

2007 严晓华诗作《古歌》获奖证书

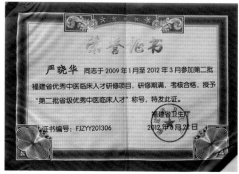

2012 年严晓华"第二批省级优秀中医临床人才"称号证书

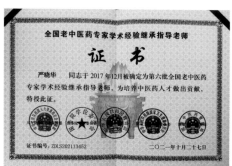

2021 年严晓华被确定为"第六批全国老中医药专家学术经验继承指导老师"的证书

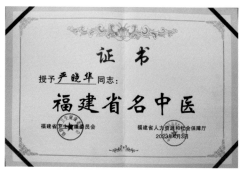

2023 年严晓华被评为"福建省名中医"的证书

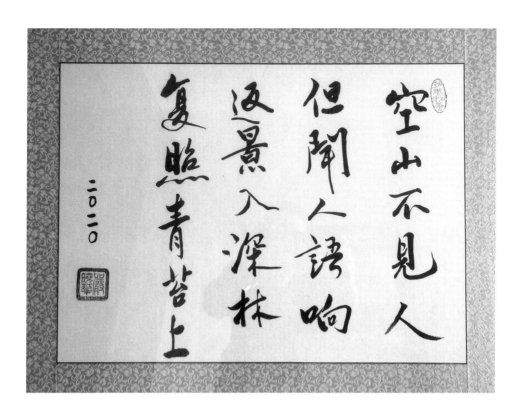

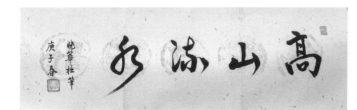

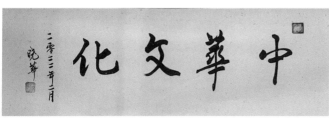

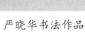

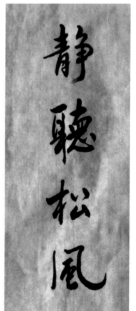

严晓华书法作品